Quintessence DENTAL **Implantology** 別冊

インプラントのための再生療法

Osseointegration study club of Japan
オッセオインテグレイション・スタディクラブ・オブ・ジャパン
5thミーティング　抄録集

編　宮本泰和

本別冊は、2006年8月26日（土）、27日（日）に千里ライフサイエンスセンターで開催された「オッセオインテグレイション・スタディクラブ・オブ・ジャパン　5thミーティング：インプラントのための再生療法」を再編集したものである。

クインテッセンス出版株式会社

序

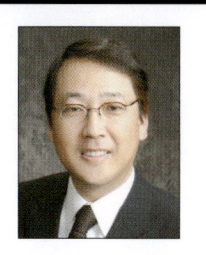

会長　宮本泰和

　OJ発足から5年の節目を迎え、会員どうしのコミュニケーションも深まり、インプラントを中心とした歯科治療の情報交換が活発に行われるようになり、スタディクラブとして大きく成長してきたと思います。そして、過去5年間の年次ミーティングおよびミッドウィンターミーティングにおける多くの発表・講演から、われわれは多くの知識・技術を学び、情報を整理することができました。それだけでなく、発表者のインプラント治療に対する熱い思いは、すべての会員に大きな刺激になったのではないでしょうか。さらに、Osseointegration Study Club of Southern California(OSCSC)との合同ミーティングでの経験を生かし、多くの会員が海外で活躍し始めました。野球のイチローや松井、サッカーの中田や中村のように、歯科界においても日本の歯科医師が世界で活躍する時期が来ているのだと思います。第5回OJ年次ミーティングは「インプラント治療のための再生療法」をテーマとして取り上げました。今後のインプラント治療は、再生療法なしには語れないと思います。組織移植やティッシュエンジニアリングの技術により、インプラント治療の適応症は飛躍的に拡大され、多くの患者に大きな利益をもたらすでしょう。招待演者のDr. Marc L Nevinsは、この分野の第一線で活躍しています。彼のように若い歯科医師が自分の歯科医院をマネージメントしながら大学でこの分野の研究を続けている姿勢は、われわれにとって大きな刺激になったと思います。一昨年の招待演者のDr. Sascha Jovanovicも含め、海外で活躍する歯科医師との交流を深め、「スタディクラブやインプラントシステムの垣根を越えて」というOJのコンセプトが世界に広がっていくことを期待しています。

　最後になりましたが、2005～2006年の任期でOJの会長を務めさせていただき、2007年からは木原敏裕先生に会長をお願いすることになりました。この2年間、微力ではあったと思いますが、多くの会員の先生方の意見を取り入れ、魅力あるスタディクラブ作りに多少でも貢献できたのではないかと思っております。また、会員の先生方とともに多くのことを学ばせていただいたことを光栄に思うと同時に深く感謝します。木原新会長のもと、OJがますます発展するよう、今後も一会員として努力していきたいと思います。

CONTENTS

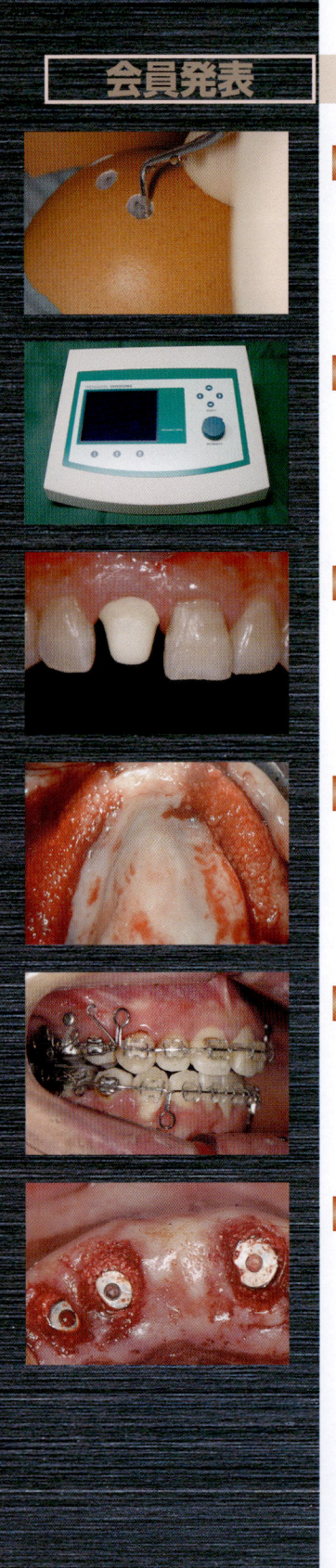

会員発表

- MIサイナスリフトをめざして

  加來慶久 **10**

- 低出力超音波パルスの難治症例への応用

  梶本忠保 **16**

- エステティックゾーンに対するインプラント修復の予知性を向上させる配慮

  鈴木健造 **22**

- 上顎高度骨吸収例における顎堤再建のための脛骨からの骨採取法

  鍋島弘充 **28**

- 矯正用インプラントの考え方

  米澤大地 **34**

- フラップレスインプラント埋入
  ―その成功の分岐点―

  皆川 仁 **40**

CONTENTS

シンポジウム1

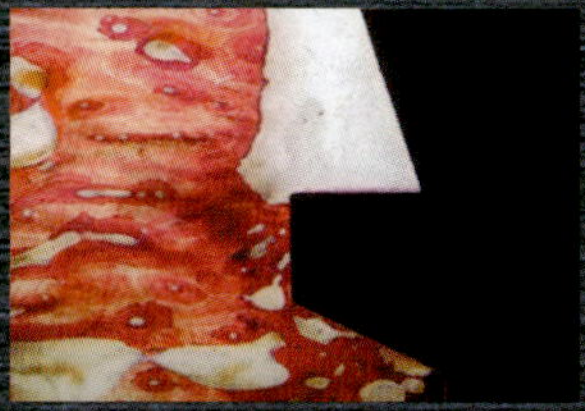

- 埋入後早期におけるインプラント周囲の骨吸収―Platform Switchingの臨床応用とその効果―

  牧草一人、寺本昌司 **46**

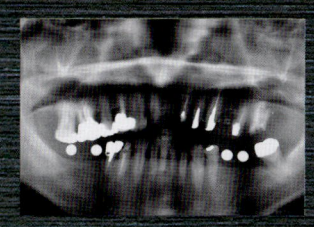

- 天然歯の保存か、インプラント治療か？

  船登彰芳 **54**

シンポジウム2

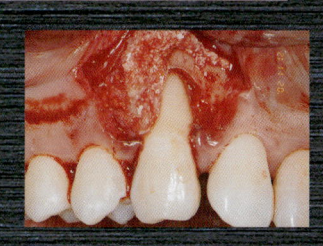

- 骨造成の予知性を探る

  山道信之 **64**

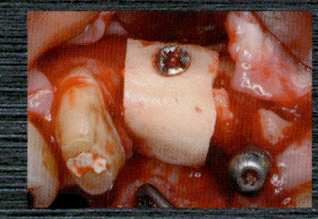

- インプラント治療における硬組織のマネージメント

  白鳥清人 **72**

シンポジウム3

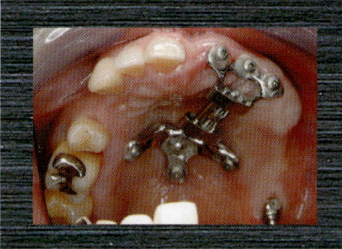

- インプラント治療における歯槽堤造成術のガイドライン

  堀内克啓 **88**

特別講演

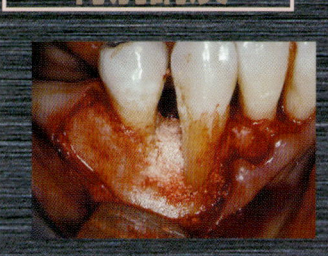

- 審美的かつ再生的な口腔形成外科手術：組織工学における臨床応用

  Marc L. Nevins **102**

執筆者一覧 (五十音順、敬称略)

加来慶久(加來デンタルオフィス)
梶本忠保(アピカ歯科、朝日大学歯学部口腔機能修復学講座)
白鳥清人(白鳥歯科インプラントセンター)
鈴木健造(健造デンタルクリニック)
寺本昌司(寺本デンタルクリニック、大阪歯科大学口腔外科学第2講座)
鍋島弘充(愛知学院大学歯学部口腔外科第一講座、愛知学院大学附属病院口腔インプラント診療部)
船登彰芳(なぎさ歯科クリニック)
堀内克啓(中谷歯科医院副院長、大阪大学歯学部臨床教授)
牧草一人(医療法人社団弘成会・牧草歯科医院、大阪歯科大学解剖学講座)
皆川　仁(皆川歯科クリニック)
山道信之(山道歯科医院)
米澤大地(米澤歯科醫院)
Marc L. Nevins(DMD, MMSc. Assistant Clinical Professor, Department of Oral Medicine, Infection and Immunity, Harvard School of Dental Medicine, Boston, Massachusetts)

5thミーティング委員およびファウンダー (五十音順、敬称略)

会長
宮本泰和

副会長
木原敏裕、土屋賢司、西村　眞

常任理事
上田秀朗、岡田隆夫、榊　恭範、夏堀礼二、船登彰芳

ファウンダー
伊藤雄策、糸瀬正通、稲川英史、榎本紘昭、大塚　隆、小野善弘、河津　寛、河原英雄、小宮山彌太郎、佐藤直志、菅井敏郎、添島義和、筒井昌秀、内藤正裕、中村公雄、中村社綱、波多野尚樹、細山　愃、本多正明、村上　斎、森本啓三、山﨑長郎

会員発表

加來慶久
梶本忠保
鈴木健造
鍋島弘充
米澤大地
皆川　仁

会員発表

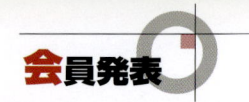

MIサイナスリフトをめざして

加來慶久

加來デンタルオフィス

はじめに

近年、歯科医療においてMIすなわち最小限の侵襲および介入が求められている。特に外科処置においてのMIは、容易で、安全性および成功率が高いことが要求される。例えば、非常にテクニカルセンシティブで成功しづらく、少しでも間違えると大出血を起こしてしまうような術式は臨床応用できないだろう。今回、筆者はそのMIの観点から有用と考えられるソケットリフトの1手法を考えたので報告する。

上顎臼歯部のインプラント治療の現在

下顎と比較し、上顎のインプラントの成功率はやや低い。特に上顎臼歯部においては脆弱な骨質と上顎洞の存在による骨量の不足が、インプラントの成功率低下に関係する[1,2]。明確に分けることは困難であるが、骨量対策としてはできるだけ太く長いインプラントを用いる、必要に応じて傾斜埋入を行う、あるいは戦略的に短いインプラントを用いて本数を増やすことなどを行う。骨質対策としては、ラフサーフェイスの表面性状を持つインプラントを使用し、アダプテーションテクニックを用いて初期固定をより確実なものとする。しかし、これらの工夫を行っても歯槽頂から上顎洞底間距離が不足する場合には、上顎洞底増大術(Sinus Floor Augmentation)、すなわちサイナスリフトが必要となる。そして、サイナスリフトを安全かつ確実に行うことが、上顎インプラントの成功率を上げることにつながる。

サイナスリフトについて

周知のごとく、サイナスリフトには側方アプローチと歯槽頂アプローチが知られている。側方アプローチは上顎洞側壁に開窓、シュナイダー膜を剥離挙上し、上顎洞底に骨増生を行う方法で、1975年にTatumにより報告されて以来[3]、多少の改良はあるものの、いまでも広く用いられている方法である。一方、歯槽頂アプローチはリンコウ[4]、ブローネマルク[5]を経て、1994年サマーズが独自のオステオトームを用いて骨移植と同時にインプラントを埋入する低侵襲の方法(Bone-added) Osteotome Sinus Floor Elevation : (BA)OSFEを発表し[6]、それが現在のソケットリフトの原型となっている。側方および歯槽頂アプローチと、それぞれ利点・欠点はあるが、書面の都合上にてその詳細は割愛する。歯槽頂アプローチは、盲目的処置ではあるが、手術時間が短く、外科的侵襲も小さい。特に、後上歯槽動脈の損傷のリスクが低いなどの特徴を有するため、私は可能であれば歯槽頂アプローチを選択したいと思っている。BAOSFEについては、前述のごとく独自のオステオトームを用いて骨移植と同時にインプラントを埋入する方法であり、筆者も4年前までBAOSFEを、つまり上顎洞底を一層残してドリリングしたあと、オステオトームで洞底骨を円盤状に挙上するといった原法に従い、インプラントを埋入していた。しかし、上顎洞底骨が厚く、硬いケースではかなり強い力でオステオトームを槌打するか、シュナイダー膜に迫るまでドリリングする必要があり、ともに膜穿孔のリスクを高くするものである[7]。また、反対に洞底骨が軟らかすぎる場合には、ドリルが洞底部皮質骨に当たる感覚がわかりにくく、そしてオステオトームの槌打力の加減が難しい。この槌打力には、洞底皮質骨を骨折されるに十分な力で、

MIサイナスリフトをめざして

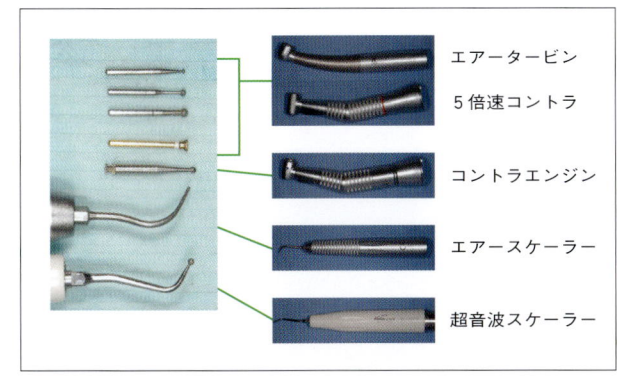

図1　本実験で用いたインストゥルメント。この中から卵膜を損傷しにくい組み合わせを比較検討した。

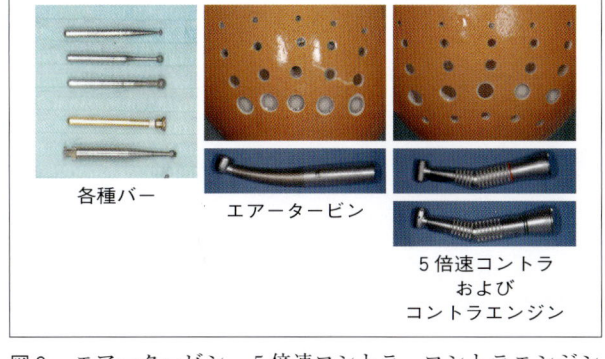

図2　エアータービン、5倍速コントラ、コントラエンジンと各種バーを組み合わせた実験結果。これら回転切削器具ではすべての施行で卵膜は穿孔した。

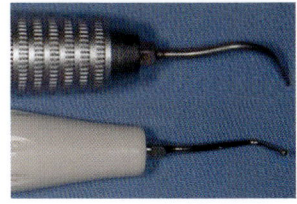

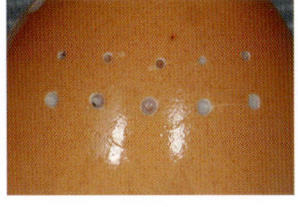

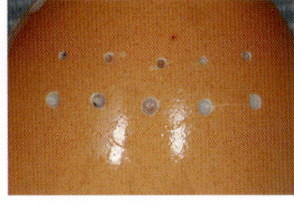

図3-a、b　エアーおよび超音波スケーラーとラウンドチップを組み合わせた実験結果。3／5の卵膜が保存されたまま殻を削除することができた。

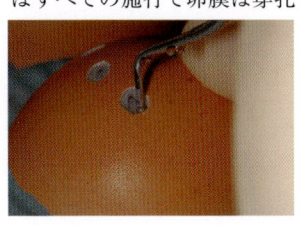

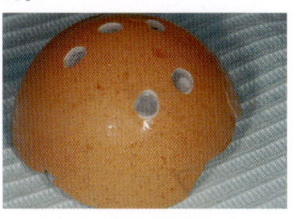

図3-c、d　チップを水平に移動させると、卵膜を強く損傷することなく殻の穴を拡大削除することができた。

かつシュナイダー膜は傷つけないデリケートな力といった、相反する条件を要求されている。加えて、全身麻酔下あるいは静脈内鎮静法を用いなかった際に、術後に患者から、"コンコンたたかれるのが嫌だった"と言われることもある。このような経験を通じて、私は、"もっと安心、安全、確実なソケットリフトはないものだろうか"と考えるようになった。

超音波ダイヤモンドチップの有用性

サイナスリフトは側方アプローチ、歯槽頂アプローチともに術式を
1. 骨窓を形成
2. シュナイダー膜を剥離挙上
3. 骨補填材を填入

といったステップに分けて単純化することができる。それぞれのステップを確実かつ安全に施術することが必要である。すなわち、骨窓形成時にはシュナイダー膜の損傷を最小に抑えること、目的とする部位に目的とする挙上量が得られる最小限の大きさの窓開けを行うこと、後上歯槽動脈などの動脈を損傷しないことなどが、そしてシュナイダー膜の剥離挙上時には膜を穿孔しないこと、目的とする部位に目的とする挙上量が得られる範囲を剥離すること、骨補填材の填入時には補填材の性質を理解したうえで適量の移植を行うこと、填入時にシュナイダー膜を穿孔しないことなどがあげられる[8]。しかし、もっとも重要なことは、CTなどを用いた術前の診査・診断であることはいうまでもない。その一連の施術操作の中の最初のステップである骨窓形成時には、骨が削れてシュナイダー膜は愛護的に取り扱える器具を使用したい。そこで、歯が削れて歯肉を傷つけにくい、すなわち硬組織は削れて軟組織を損傷しにくいという特徴を有する歯牙切削用超音波ダイヤモンドチップに注目した。筆者は、これをサイナスリフトに応用できないものかと考えた。

実験

実験では、歯牙切削用ダイヤモンドチップが"硬いものは切削し、軟らかいものは損傷しにくい"ことを確認する目的で、側方アプローチのトレーニングで用いられる卵を使った簡単な実験を試みた。小、中、大、そして円盤状のダイヤモンドバーをエアータービンと5倍速コントラに、またダイヤモンドではないが、カーバイトラウンドバーを低速コントラに、そしてエアースケーラーおよび超音波スケーラーにダイヤモンドラウンドチップを用い、それぞれで比較検討した（図1）。なお、本実験は

会員発表

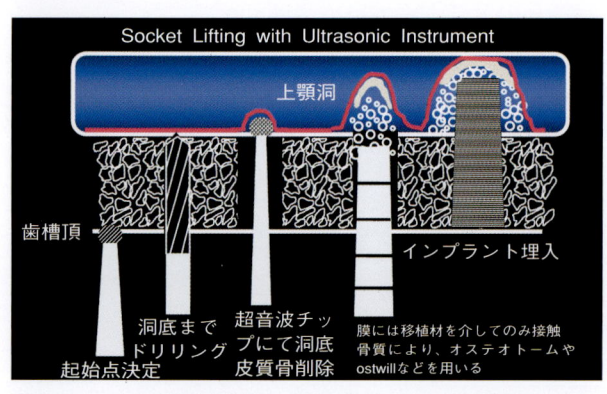

図4　Socket Lifting with Ultrasonic Instrument。

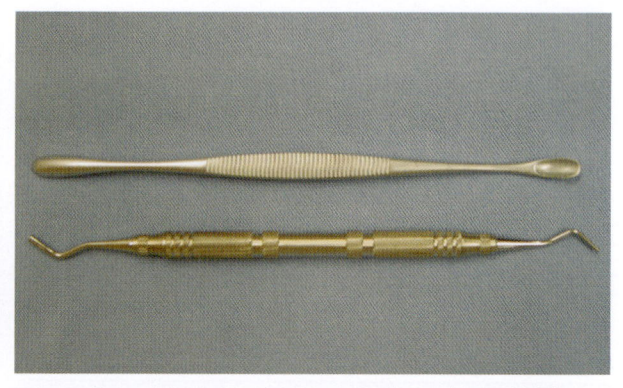

図5　グラフトパッカーとボーンスプーン（YDM社製）。グラフトパッカーはインプラント窩の中で円を描きながら上方および側方に骨補填材を少しずつ押すイメージで使用する。

ソケットリフトを想定して眼をつぶって手指の感覚のみで行った。結果はエアータービン、5倍速コントラ、コントラエンジンといった回転切削器具ではすべての施行で卵膜は穿孔した（図2）。一方、ダイヤモンドラウンドチップとエアータービンあるいは超音波スケーラーの組み合わせにおいては、共に5回中3回で卵膜が保存されたまま殻を削除することができた（図3-a、b）。さらに、そのままチップを水平に移動させると、卵膜を強く損傷することなく殻の穴のサイズを拡大することも可能であった（図3-c、d）。上顎骨質は幅広く、また上顎洞底部骨面性状は過去の歯性あるいは鼻性炎症の影響を受けた結果、さまざまであり、サイナスリフト術中にシュナイダー膜損傷・穿孔リスクのきわめて高い場合がある。そのリスクを少しでも軽減させるために超音波チップを用いた骨切削は、有用な手法であることが本実験により推測された。

Socket Lifting with Ultrasonic Instrument

　そこで、BAOSFEをもとにして、超音波ラウンドチップを用いたソケットリフトの1手法を考えた（図4）。すなわち、スターティングポイントを設定したのち、上顎洞底より1～2mm手前までドリリングを行う。どの径までドリリングするかは骨質、骨量により異なるが、初期固定が得られることを優先する。その後、超音波ダイヤモンドラウンドチップを用いて、上顎洞底骨を穿孔する。そして、洞底骨を円を描くように、側方に穴の径を必要な面積だけ削除する。この拡大削除の大きさについても骨量、骨質によって異なる。また、チップを押しながらではなく、ラウンドチップの頸部に近い部位を使って引き上げながら上顎洞底骨を削除する。基本的には、BAOSFEと同様にオステオトームを用いて骨補填材を少しずつ填入することでシュナイダー膜を剝離挙上する。著者は、洞底までの距離があまりないケースでは、形成窩より細いプラガー（図5）でシュナイダー膜を上方のみではなく側方に剝離するイメージで円を描くよう螺旋状に動かしながら骨補填材を填入する。骨新生は洞底骨から生じることを考えると、尖った形ではなく、裾野の広いドーム状にシュナイダー膜を剝離挙上することが好ましい。目的とする量のリフティングがなされたならば、インプラントを埋入する。本手法をもちいて、ソケットリフトを行うこととした。

症例提示

症例1

　う蝕にて喪失した6 7部にインプラント治療を選択した。CTにて6部は洞底まで3mm、7部は6mm、そして同部位の洞底皮質骨は厚く、前後・左右方向ともにフラットではなく下に凸の形態であった（症例1-a～e）。このような場合にBAOSFEを用いると、骨補填材を介してリフティングを行っても皮質骨が硬いために強い槌打力が必要となり、結果的にオステオトームが接触して潜在的にシュナイダー膜が穿孔することがある（症例1-f～h）。本症例は超音波ラウンドチップで洞底皮質骨を削除するため、安全にリフティングすることができた（症例1-e）。

症例2

　6|6部にソケットリフトを計画したが、CTにより上顎骨質が軟らか

MIサイナスリフトをめざして

症例1 上顎洞底皮質骨が厚く、硬い症例

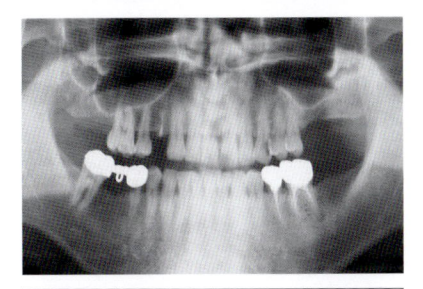

| 症例1-a | 症例1-b | 症例1-c | 症例1-d |

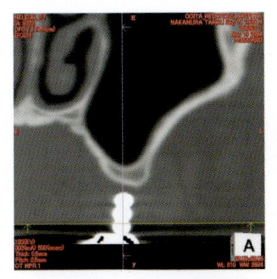

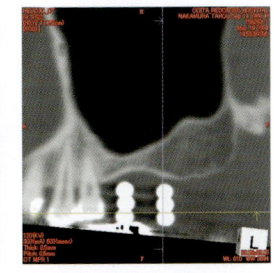

症例1-a～d 上顎洞底皮質骨が厚く、骨形態は平坦ではなく下に凸であることがわかる。

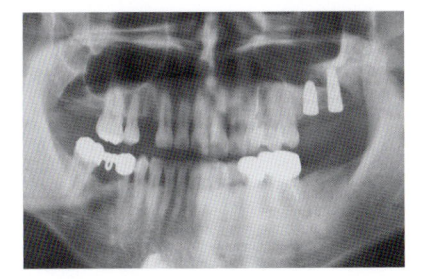

症例1-e 超音波ラウンドチップを用いて上顎洞底骨を削除し、安全にソケットリフトを行うことができた。

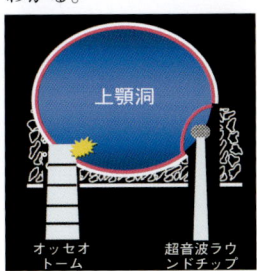

症例1-f 骨補塡材を介させても洞底骨が硬い場合は強く槌打することとなり、結果的にオステオトームが接触して潜在的にシュナイダー膜が穿孔することがあるが、超音波ラウンドチップを用いるとリスクは軽減する。

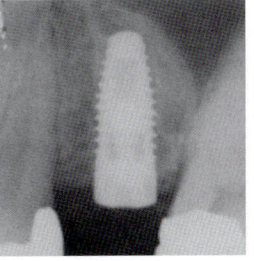

| 症例1-g | 症例1-h |

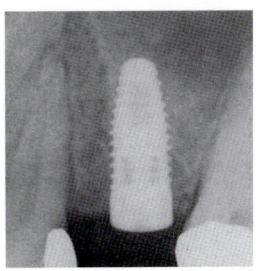

症例1-g、h BAOSFEにてソケットリフトを行った他の症例。術中、直後は左写真のように問題ないように思われたが、後日にシュナイダー膜穿孔による上顎洞炎を生じたため、インプラントを撤去した。

症例2 上顎骨および洞底皮質骨が軟らかい症例

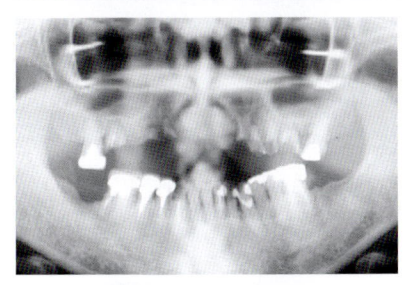

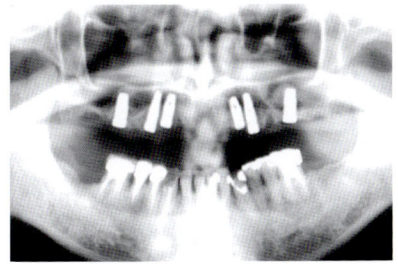

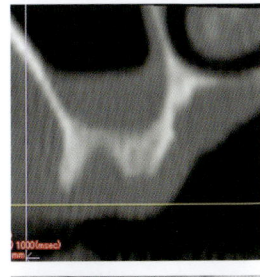

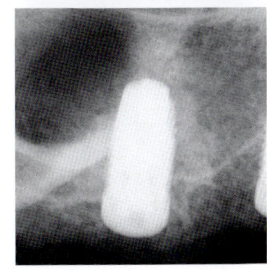

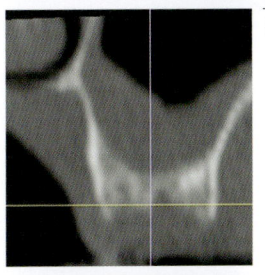

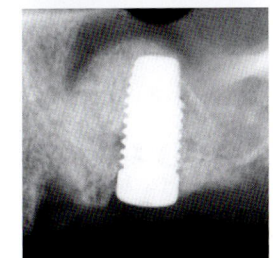

| 症例2-a | 症例2-b | 症例2-c |

症例2-a～c 上顎洞底皮質骨は薄く、上顎骨も軟らかいことが推測される。

| 症例2-d | 症例2-e | 症例2-f |

症例2-d～f 術後デンタルX線写真。骨質が乏しくてもソケットリフトは行えた。ドーム状にシュナイダー膜が挙上されていることがわかる。

く、洞底皮質骨も不明瞭で軟らかいことが予想された。洞底までの距離も3mm弱であったため、ドリリングもほとんど行わず、ダイヤモンドチップのみでインプラント窩形成を行った。洞底皮質骨は軟らかかったが、それでも骨削除時にチップがスッと抜ける感覚が確認でき、シュナイダー膜を穿孔することはなく、アダプテーションテクニックを用いて同時にインプラントを埋入することができた（症例2-a～f）。

13

会員発表

症例3　頬粘膜の伸展性が低く、術野の規制のある症例

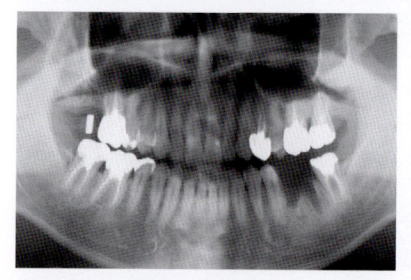

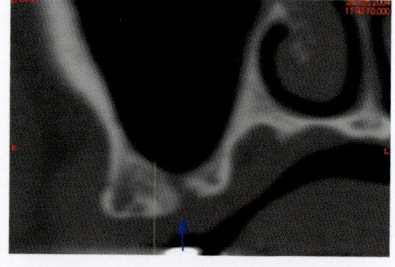

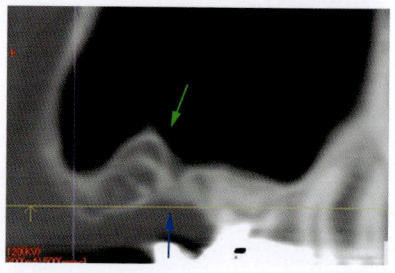

症例3-a｜症例3-b｜症例3-c　　症例3-a～c　CTからも口腔上顎洞瘻孔部の骨欠損が確認され（矢印青）、インプラント予定部位は中隔斜面（矢印緑）ということがわかる。

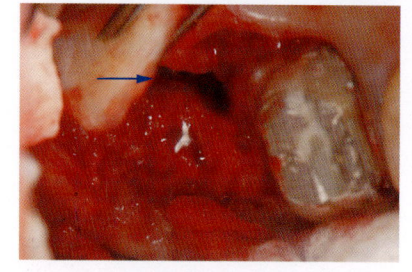

症例3-d　粘膜骨膜弁の翻転すると口腔上顎洞瘻孔が確認できた（矢印青）。

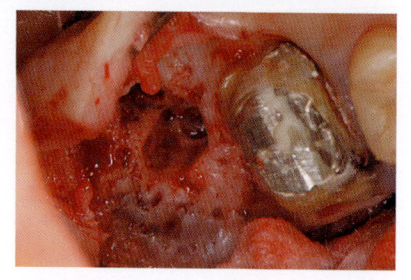

症例3-e　超音波ラウンドチップを使い、インプラント窩を形成。

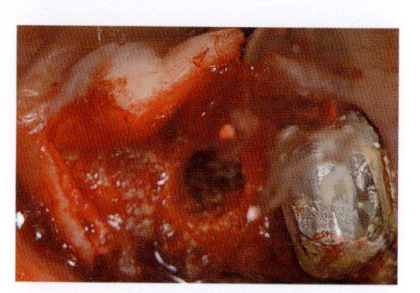

症例3-f　骨補填材を塡入し、シュナイダー膜を剥離・挙上。

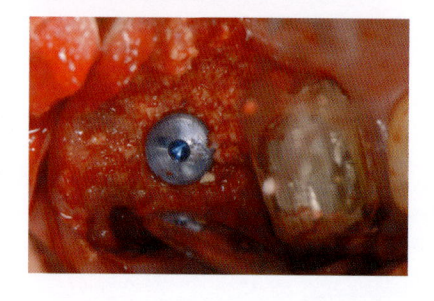

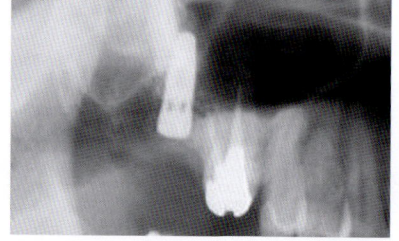

症例3-g｜症例3-h

症例3-g　インプラント埋入。

症例3-h　術野が規制され、洞底傾斜の強い症例においても問題なくリフティングを行うことができた。

症例3

7⏌は抜歯の際に口腔上顎洞瘻孔を生じた既往があり、CTからもそのことが確認できた。また、この患者は、開口量は45mmであるが、口角が小さく、頬粘膜の伸展性が少なく、著しく術野が規制された。加えて、埋入予定部位は中隔の斜面であった。フラップを翻転し、瘻孔部の軟組織を除去するとマイクロスコープにてシュナイダー膜が確認できた。インプラント窩を超音波ラウンドチップで形成し、インプラントを埋入した。このように、術野が規制され、洞底傾斜の強い症例においても問題なくリフティングを行うことができた（症例3-a～h）。

症例4

本症例は、歯槽頂-洞底間が1～2mmと側方アプローチの適応であるが、患者の術後の顔面腫脹を避けたいという強い要望からソケットリフトを選択した。洞底までが1mmほどであることから埋入予定部位に開窓し、側方アプローチのように自家製のマイクロサイナス剥離子を用いてシュナイダー膜の剥離・挙上を試みた。しかし、膜は薄いうえに洞底骨と癒着傾向を示したため、1回目は7割ほどの増生を行い、6ヵ月後に2回目のソケットリフトを行うと同時にインプラントを埋入した。本来ならば、より確実にシュナイダー膜の剥離・挙上のために側方アプローチを選択したいところであったが、術後の腫脹もなく患者の希望をかなえることができた（症例4-a～j）。

まとめ

本方法は、従来の方法と比較して低侵襲であり、骨質、上顎洞底の形状、開口量などがマイナスの環境である場合でもシュナイダー膜穿孔を生じにくく、ソケットリフトの適応を広めるものと考える。しかし、粘膜の著しく脆弱な症例、また洞底骨

MIサイナスリフトをめざして

症例4　上顎洞の含気化が著しく進んだ症例

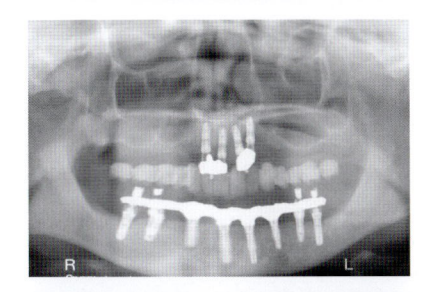

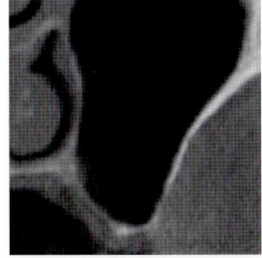

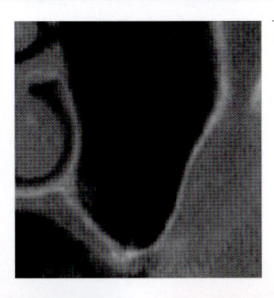

症例4-a｜症例4-b｜症例4-c

症例4-a〜c　上顎洞の含気化は著しく進み、歯槽頂のみならず、口蓋および上顎洞側壁も骨は非常に薄い。本来ならば側方アプローチの適応である。

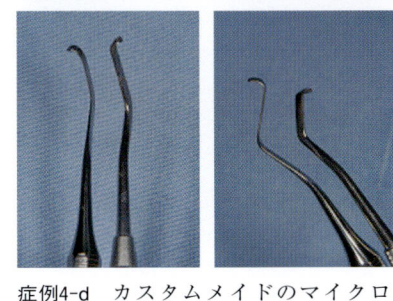

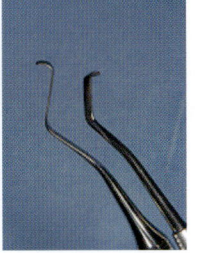

症例4-d　カスタムメイドのマイクロサイナス剥離子。特に剥離開始の骨窓から5mmほどの範囲で有用的である。

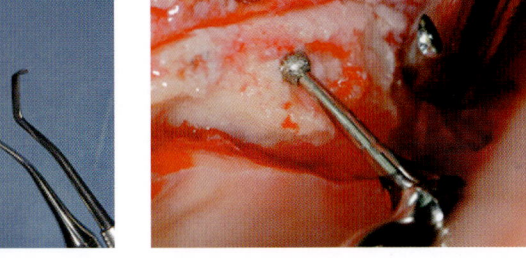

症例4-e　ダイヤモンドチップを用いて歯槽頂より開窓。

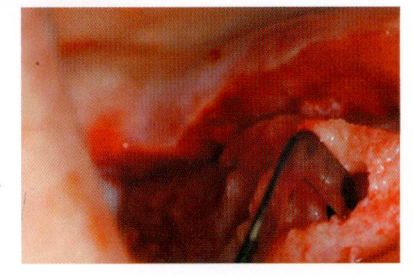

症例4-f　マイクロサイナス剥離子を用いてシュナイダー膜を剥離・挙上する。

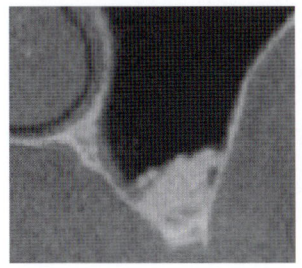

症例4-g　⌊5 1stソケットリフト後。

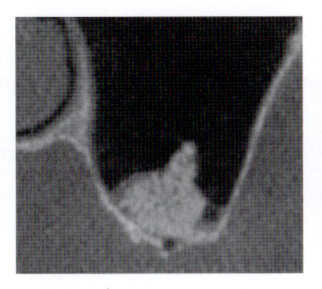

症例4-h　⌊6 1stソケットリフト後。

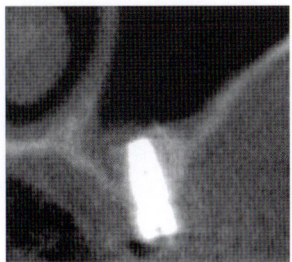

症例4-i　⌊5 2ndソケットリフト後。

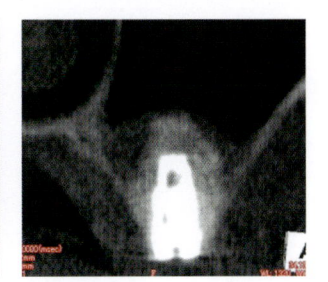

症例4-j　⌊6 2ndソケットリフト後。

と癒着している症例においては側方アプローチ同様にあるいはそれ以上にシュナイダー膜を穿孔するリスクが高い可能性もあることを念頭に入れておく必要がある。また、実験と臨床を通じ、チップの形態は粘膜への圧迫を少なくするため、先端は縦につぶれた楕円形で頸部までダイヤモンドコーティングの施されているもので、形成深度目盛のついたものが便利であることもわかった。今後のさらなるチップの開発が望まれる。

参考文献

1. Bahat O. Branemark system implants in the posterior maxilla : clinical study of 660 implants followed for 5 to 12 years. Int J Oral Maxillofac Implants. 2000 ; 15(5) : 646-653.
2. Nevins M, Langer B. The successful application of osseointegrated implants to the posterior jaw : a long-term retrospective study. Int J Oral Maxillofac Implants. 1993 ; 8(4) : 428-432.
3. Tatum H Jr. Maxillary and sinus implant reconstructions. Dent Clin North Am. 1986 ; 30(2) : 207-229.
4. Linkow LI. Maxillary implants, a dynamic approach to oral implantolog. North Heven : Glarus Pub, 1997 : 108-110.
5. Brånemark PI, Adell R, Albrektsson T, Lekholm U, Lindstrom J, Rockler B. An experimental and clinical study of osseointegrated implants penetrating the nasal cavity and maxillary sinus. J Oral Maxillofac Surg. 1984 ; 42(8) : 497-505.
6. Summers RB. The osteotome technique : Part 3--Less invasive methods of elevating the sinus floor. Compendium. 1994 ; 15(6) : 698, 700, 702-704.
7. Nkenke E, Schlegel A, Schultze-Mosgau S, Neukam FW, Wiltfang J. The endoscopically controlled osteotome sinus floor elevation : a preliminary prospective study. Int J Oral Maxillofac Implants. 2002 ; 17(4) : 557-566.
8. Proussaefs P, Lozada J, Kim J, Rohrer MD. Repair of the perforated sinus membrane with a resorbable collagen membrane : a human study. Int J Oral Maxillofac Implants. 2004 ; 19(3) : 413-420.

会員発表

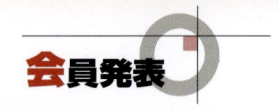

低出力超音波パルスの難治症例への応用

梶本忠保

アピカ歯科
朝日大学歯学部口腔機能修復学講座

はじめに

インプラント治療は、義歯では再現不可能な天然歯により近い食生活を患者に提供することができる。しかし、インプラント治療の普及が進むにつれ、インプラント療法において臨床的観点からいくつかの解決すべき点が明らかになってきた。その代表的な問題点としては、治療期間が長期にわたること、およびインプラントを埋入する際に十分な骨スペースの確保のための骨新生が必要であることが挙げられるであろう。

こうした問題への対処として現在知られている方法は、材料面のみに主眼が置かれており、生体側の促進作用についてはほとんど考慮されていない。

一方、超音波療法の新生骨組織形成、創傷治癒の促進および骨折の治療に対しての有効性に関する報告は、整形外科領域では、動物実験、臨床例ともに見受けられる[1~6]。超音波療法は、骨組織の形成を早めるために特化された超音波治療で、難治性の骨折、擬関節症への適応に関しては、高額な医療保険請求が可能なこともあり、医科領域ではその治療効果が広く認知されている治療法である。

ここで述べている超音波療法は、われわれ歯科医師が連想する超音波スケーラーのような刺激の強いものではなく、超音波療法の中でも出力が小さく、特に刺激が少ないLow-Intensity Pulsed Ultrasound（以下LIPUS）である。

筆者らは、LIPUSがオッセオインテグレーション獲得および骨の新生にどのような影響を及ぼすかについて検討してきたので[7]、その一端を報告する。

LIPUS照射が骨組織に与える影響

超音波は、その周波数により生態到達深度に違いがあるので、LIPUSを口腔内でインプラントに応用する至適条件検索のために、LIPUSの発振周波数を1.0MHzおよび3.0MHzとし（図1）、その他の出力条件を満たした装置を準備し、図2に示すタイムテーブルに従い実験を行った。そして、インプラント体の骨計測用スペース内に形成された新生骨組織面積の占める割合を骨組織面積率として算出した（図3、4）[8]。

その結果、非照射群との比較では、発振周波数1.0MHz照射群では約1.7倍、3.0MHz群では約3.7倍の新生骨組織形成量が観察された（図5）。

これらの結果から、LIPUSをインプラント治療に応用するにあたり、

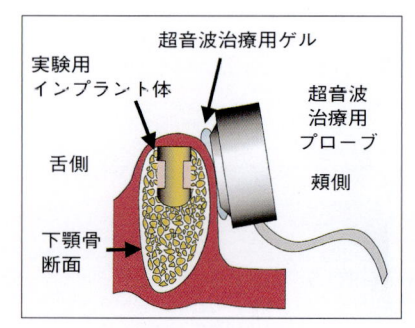

図1 口腔内応用模式図。実験に用いたイヌの頬側歯肉よりLIPUSを応用。（文献8より引用・改変）

図2　超音波照射実験のタイムテーブル。すべての実験動物は、このタイムテーブルに従い、術後7日目に抜糸を行った。各実験動物の左側を照射側、右側を非照射側として、3頭には1.0Mhz、後の3頭には3.0MhzのLIPUS照射を1日1回、15分間、術後7日目から14日目まで施し、翌日、朝日大学の動物実験倫理規定に基づき屠殺した。屠殺時に、2%グルタールアルデヒドによる灌流固定を行い、顎骨を含むインプラント周囲組織を一塊として摘出し、試料とした。4℃、7日間、同固定液にて浸漬固定したのち洗浄し、アルコール上昇系列で脱水、アセトンで脱脂、Villanueva bone stein染色を施し、メチルメタクリレートモノマーにて包埋し、近遠心的に厚さ約30μmの非脱灰研磨標本を製作した。（文献8より引用・改変）

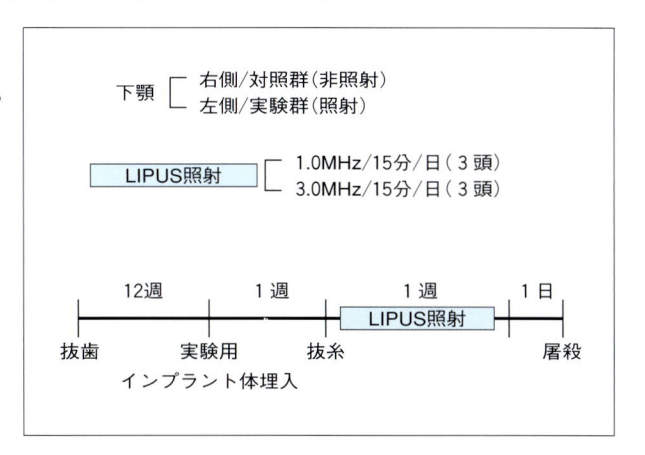

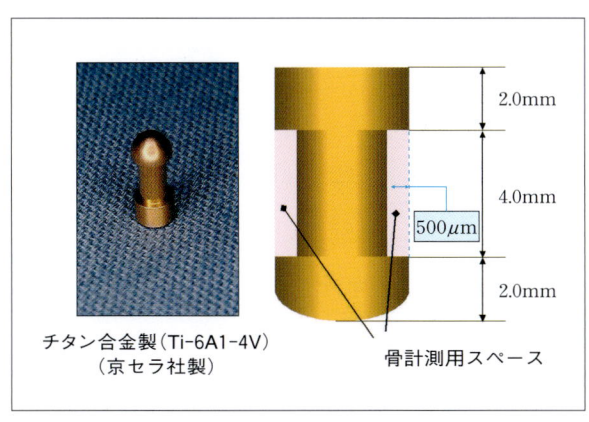

図3　骨計測用インプラント体。左は、動物実験のために独自に設計し製作した骨計測用インプラント体。LIPUS照射刺激による骨組織形成量の計測を目的に、外径3.35mm、長径8.0mmのチタン合金製インプラント体の中央部分に、骨組織形成量を計測するための深さ500μm、長径4.0mmの陥凹部を骨計測用スペースとして付与してある。右は、骨計測用インプラント体の設計コンセプトを示す。（文献8より引用・改変）

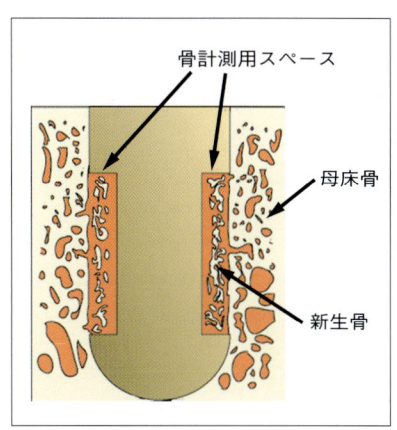

図4　骨計測用インプラント体周囲組織模式図。

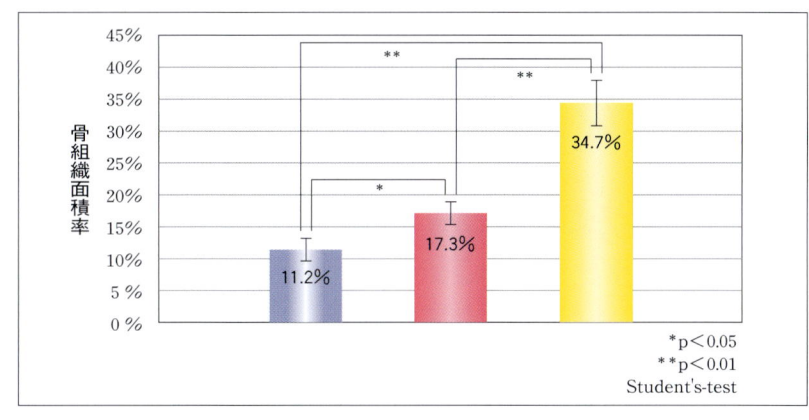

図5　骨計測用スペース内の新生骨面積の測定。（文献8より引用・改変）

発振周波数3.0MHzがインプラント体周囲の新生骨組織形成には有効であることが示唆された。そして、早期にインプラント体と骨組織との骨接合状態を獲得できることから、治療期間の短縮を可能にするものと考えられた。

しかし、その後の基礎研究（現在LIPUSの研究は、北海道医療大学、奥羽大学、東京歯科大学、愛知学院大学、朝日大学、大阪歯科大学、広島大学歯学部からなる歯科物理研究会で基礎的検討が行われている）から、LIPUSは骨新生を促進するのではなく、骨の代謝回転を早める、あるいは強化しているのではないかと思われる結果を得ている。

そこで今回は、LIPUSが骨の代謝回転を促進していることが示唆される症例を報告する。

会員発表

超音波治療器（Osteo-sonic：伊藤超短波株式会社製）（図6-a～c）

使用条件
- パルス幅：2ms
- パルス周期：10ms
- 総出力：240mW
- 発振周波数：3.0MHz
- 定格電圧：AC100V
- 定格周波数：50/60Hz
- 超音波出力：40mW/cm^2

使用方法
- 1日1回15分使用

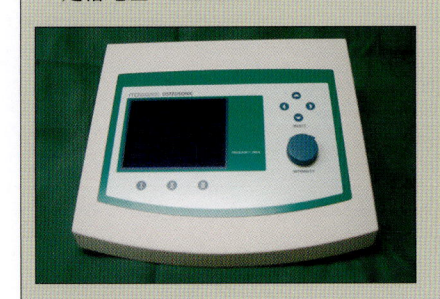

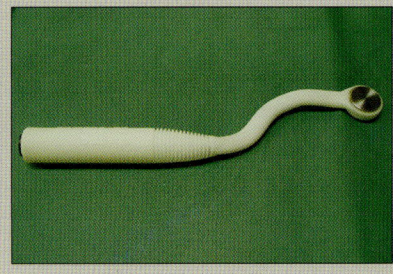

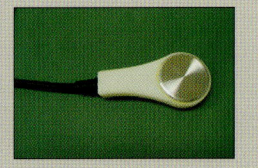

| 図6-a | 図6-b | 図6-c |

下顎臼歯部にオンレーグラトとインプラント埋入を同時に行い術後1週経過時より1週間の間1日15分間LIPUS照射を応用した症例（症例1-a～h）

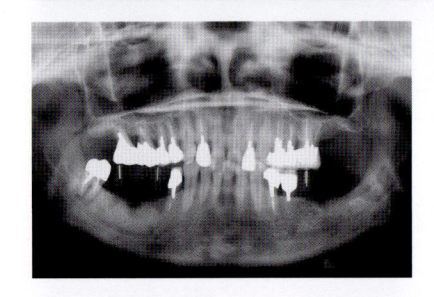

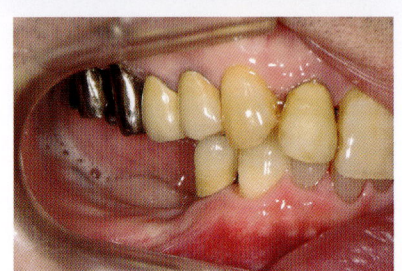

| 症例1-a | 症例1-b |

症例1-a　初診時パノラマX線写真。
症例1-b　手術前下顎右側口腔内の状態。

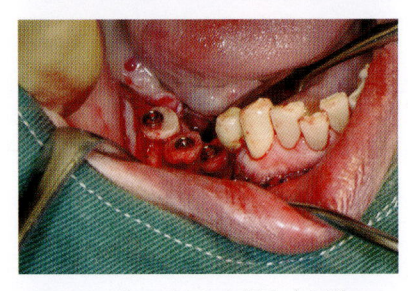

症例1-c　インプラント埋入完了時。 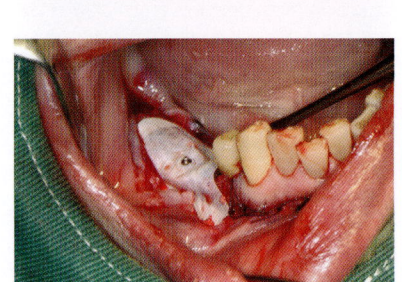
症例1-d　GBR膜によるカバー。 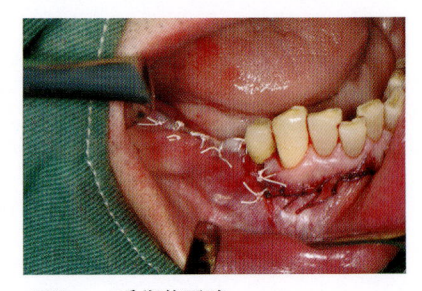
症例1-e　手術終了時。

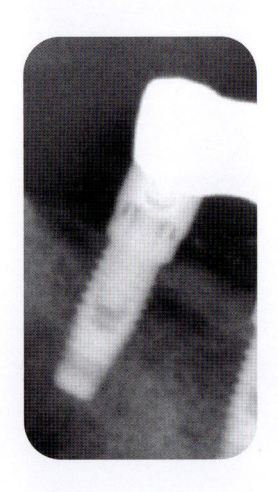

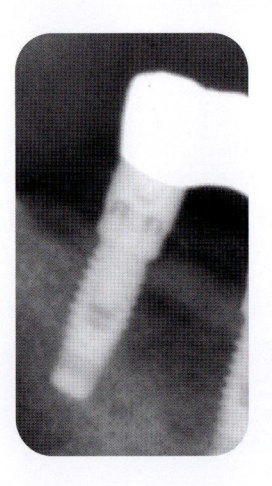

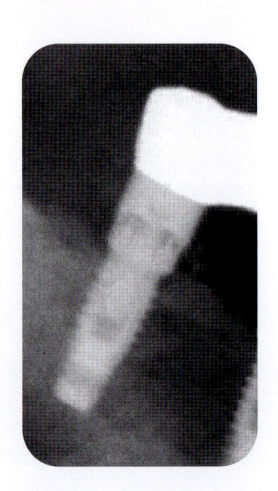

| 症例1-f | 症例1-g | 症例1-h |

症例1-f　7̅部補綴終了約3ヵ月後のパノラマX線写真。

症例1-g　7̅部補綴終了約1年後のパノラマX線写真。

症例1-h　7̅部補綴終了約5年後のパノラマX線写真。

低出力超音波パルスの難治症例への応用

下顎左側小臼歯部を抜歯約2ヵ月後にインプラント埋入を行い
術後1週経過時より1週間にわたり1日15分間LIPUS照射を応用した症例（症例2-a～c）

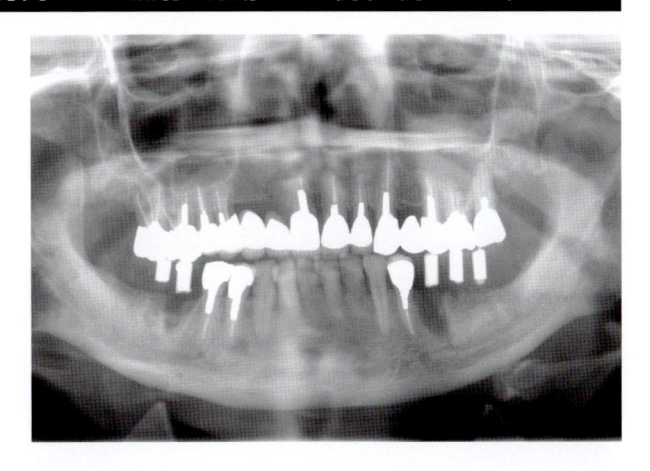

症例2-a　術前のパノラマX線写真。

症例2-b｜症例2-c

症例2-b　二次手術直前のデンタルX線写真。

症例2-c　超音波照射2ヵ月後のデンタルX線写真。

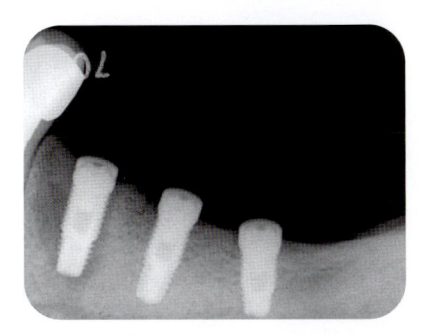

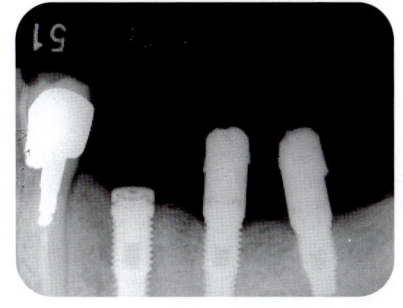

症例1

　下顎臼歯部にオンレーグラフトおよびインプラント埋入を同時に行い、術後1週経過時より1週間にわたり、1日15分間LIPUS照射を応用した症例である（図6、症例1-a～h）。

　オンレーグラフトは、本来経時的に吸収が起こるという報告が多いが、本症例において補綴終了時約3ヵ月後、約1年後、約5年後のX線像を比較すると（症例1-f～h）、約3ヵ月後では、移植片と母床骨の間に明確な境界が観察されるが、約1年後では、その境界は不明瞭になっており、垂直的な骨のレベルも変化がない。5年後には、さらにその傾向が進み、移植骨と母床骨の境界はより不鮮明になっている。この変化は、移植片が母床骨の一部となり、骨代謝の中に組み込まれたことを示唆していると考えられる。

症例2

　下顎左側小臼歯部を抜歯約2ヵ月後にインプラント埋入を行った症例である。患者は閉経後の女性で喫煙習慣もあり、抜歯部位の骨再生は十分でなかったため（症例2-a）、GBRテクニックを用いてインプラントを埋入した。

　しかしながら、前述したようなリスクファクターがあるため、二次手術直前でも抜歯部位に埋入したインプラント体周囲には明確な透過像が観察されたので、その後1週間にわたり、1日15分間LIPUS照射を用いたところ、LIPUS照射2ヵ月後には、同側のインプラントと遜色のないオッセオインテグレーションを獲得した（症例2-b、c）。

　この症例のように、骨の新生を遅延させる要因が存在しても、LIPUS照射を用いることにより骨の代謝が促進され、骨新生を獲得した可能性が示唆された。

症例3

　下顎左側大臼歯部を抜歯約2ヵ月後にインプラント埋入を行った症例である。患者は、重度の喫煙習慣（1日40本以上）があり、抜歯部位の骨

19

会員発表

下顎左側大臼歯部を抜歯約2ヵ月後にインプラント埋入を行い術後1週経過時より1週間にわたり1日15分間LIPUS照射を応用した症例（症例3-a〜e）

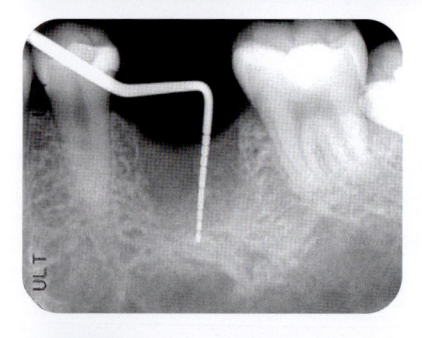

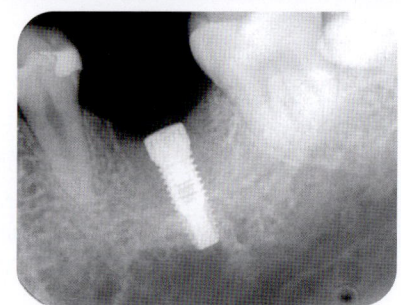

症例3-a｜症例3-b

症例3-a　術前のデンタルX線写真。患者は32歳男性。喫煙習慣は1日40本以上。

症例3-b　超音波照射後1ヵ月のデンタルX線写真。

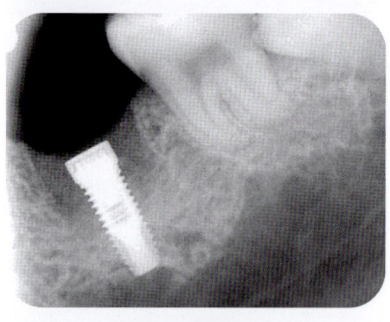

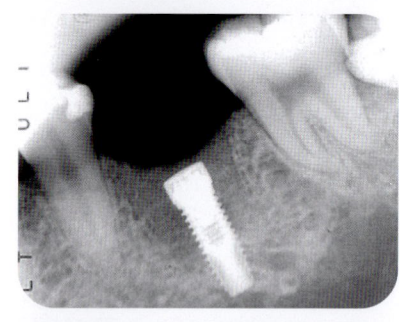

症例3-c｜症例3-d

症例3-c　超音波照射後2ヵ月のデンタルX線写真。

症例3-d　超音波照射後3ヵ月のデンタルX線写真。

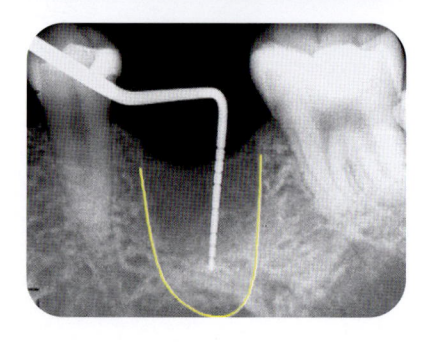

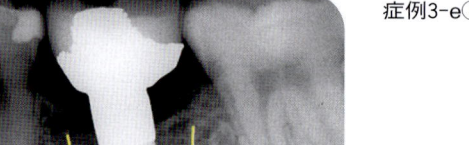

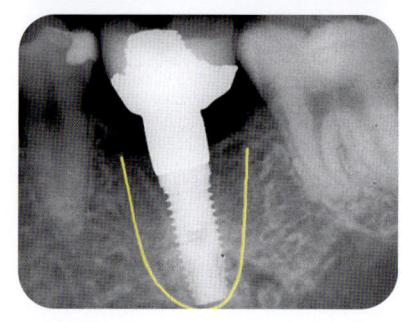

症例3-e①｜症例3-e②

症例3-e①、②　デンタルX線写真による経過観察。e①：術前、e②：上部構造装着後約6ヵ月。

再生は不十分であった（症例3-a〜e）ため、GBRテックニクを用いてインプラントを埋入した。

しかし、一般的には重度の喫煙習慣のある患者の場合、骨の再生も不良であり、インプラント埋入に不適合であるとされており、実際のところ本症例においても、抜歯窩は3ヵ月経過しているにもかかわらず治癒不良と言わざるをえなかった。

そこで、術後、1週間にわたり、1日15分間LIPUS照射を用いたところ、LIPUS照射3ヵ月後には、インプラントの上部にまで骨が形成され、インプラント体周囲にもオッセオインテグレーションを獲得した（症例3-d）。

この症例のように、重度の喫煙習慣という骨の新生を遅延させる要因が存在しても、LIPUS照射を用いることにより、骨の代謝が促進され、骨新生を獲得した可能性が示唆された。

総括

以上の3症例から、LIPUS照射を用いることにより、骨の代謝を促進する効果が推測されるので、インプラント治療のみでなく、骨の代謝に関係する治療、たとえば矯正の動的期間および保定期間の短縮などに有効ではないかと思われる。また、われわれ歯科医がかかわる口腔内の治療において、骨の代謝にまつわる治療は多岐に渡るので、応用の範囲はさらに広いものと思われる。

しかし、筆者の経験および最近の実験結果など、LIPUSを実際の臨床に応用する場合は、治療部位にプローブがずれないように固定する必要がある。

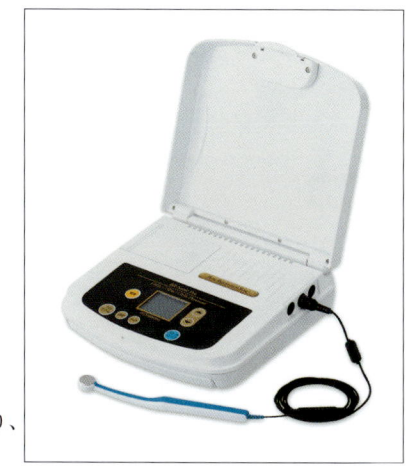

低出力超音波パルスの難治症例への応用

図7 BR-SONIC-PRO（伊藤超短波株式会社製）。ポータブルタイプになっており、患者が自宅で使用できる。

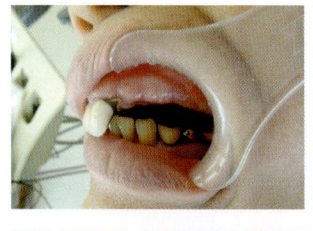

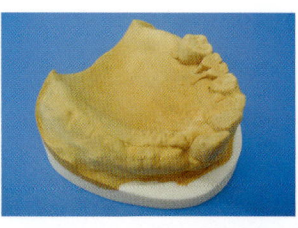

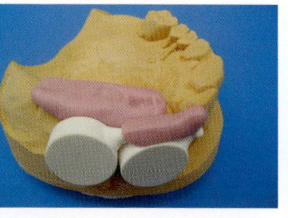

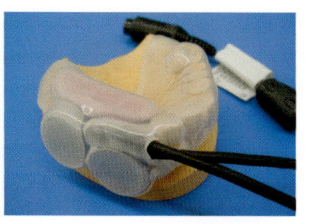

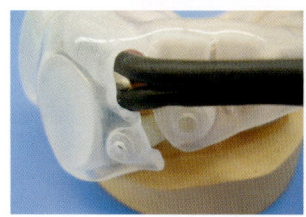

図8-a	図8-b	図8-c	図8-d
図8-e	図8-f	図8-g	

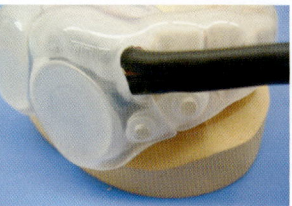

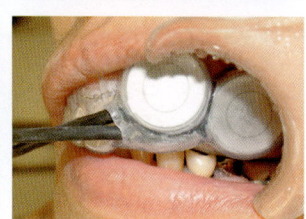

図8-a〜g 技工用プローブの応用。

　連続使用に関しては、図7に示すポータブルタイプの機械が存在するので、患者が自宅で使用できるようになっている。

　また、図8のように技工用のプローブを用いれば、容易に患者自身が口腔内に正確に位置決めが可能となり、効率よく治療できると思われる。

参考文献

1. Duarte LR. The stimulation of bone growth by ultrasound. Arch Orthop Trauma Surg. 1983；101（3）：153-159.
2. Pilla AA, Mont MA, Nasser PR, Khan SA, Figueiredo M, Kaufman JJ, Siffert RS. Non-invasive low-intensity pulsed ultrasound accelerates bone healing in the rabbit. J Orthop Trauma. 1990；4（3）：246-253.
3. Wang SJ, Lewallen DG, Bolander ME, Chao EY, Ilstrup DM, Greenleaf JF. Low intensity ultrasound treatment increases strength in a rat femoral fracture model. J Orthop Res. 1994；12（1）：40-47.
4. Froum S, Cho SC, Rosenberg E, Rohrer M, Tarnow D. Histological comparison of healing extraction sockets implanted with bioactive glass or demineralized freeze-dried bone allograft: a pilot study. J Periodontol. 2002；73（1）：94-102.
5. Heckman JD, Ryaby JP, McCabe J, Frey JJ, Kilcoyne RF. Acceleration of tibial fracture-healing by non-invasive, low-intensity pulsed ultrasound. J Bone Joint Surg Am. 1994；76（1）：26-34.
6. Kristiansen TK, Ryaby JP, McCabe J, Frey JJ, Roe LR. Accelerated healing of distal radial fractures with the use of specific, low-intensity ultrasound. A multicenter, prospective, randomized, double-blind, placebo-controlled study. J Bone Joint Surg Am. 1997；79（7）：961-973.
7. 藤井秀朋，梶本忠保，永原國央，山本宏治．インプラントの治療期間短縮における超音波刺激療法の有用性．日本口腔インプラント学会誌．2004；17：183-195.
8. 梶本忠保，藤井秀朋，永原國央，山本宏治．インプラント治療期間短縮における超音波治療の有用性．Quintessence DENT Implantol. 2004；11（3）：128-135.

会員発表

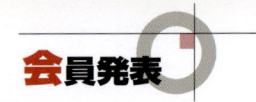

エステティックゾーンに対する
インプラント修復の予知性を向上させる配慮

鈴木健造

健造デンタルクリニック

はじめに

エステティックゾーンのインプラント修復を成功に導く鍵として、固有のImplant-Site-Developmentを的確に評価し、治療計画を立案することが重要であるが、それには十分な情報の集積が不可欠である。そのうえで永続的な機能性と審美性を獲得しうるインプラント周囲の三次元的な組織修復と補綴処置を、最小限度の侵襲で計ることが必要とされている。さらに単独歯欠損においては、反対側同名歯とのシンメトリックな調和を計らなければならず、おのずと難易度は高くなる。それらを可能にする埋入術式および時期、位置、ティッシュマネージメント、上部構造それぞれへの配慮とはどうあるべきかを、上顎中切歯単独欠損症例を基に考察したので、報告をする。

フラップレス抜歯後即時埋入（症例1-a～g）

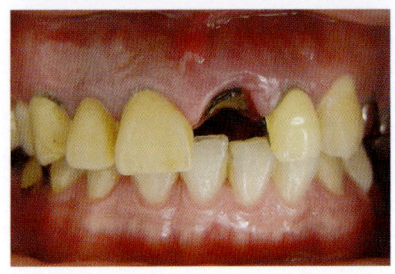

症例1-a 転倒による歯根破折。歯肉バイオタイプはThick-Flat傾向を示す。

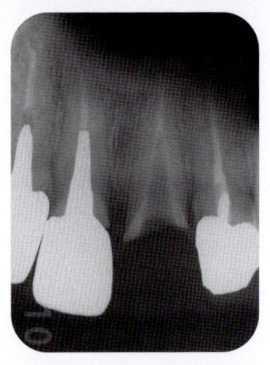

症例1-b 隣在歯骨アタッチメントレベルは正常で、4壁性骨を維持している。

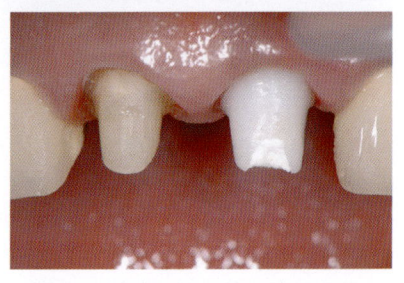

症例1-c 唇舌的埋入軸は適切と思われる。

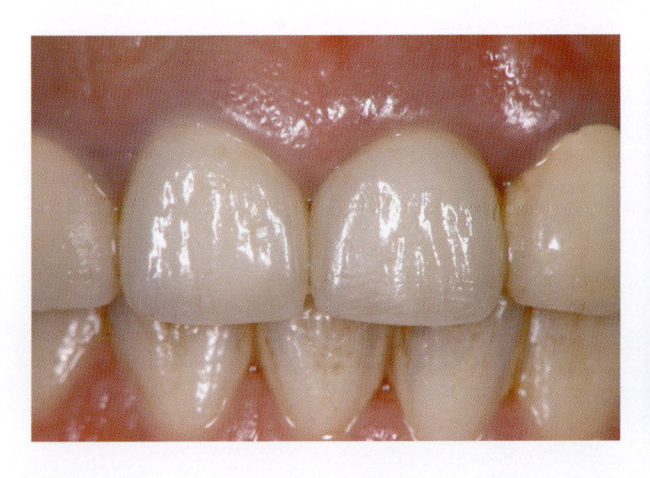

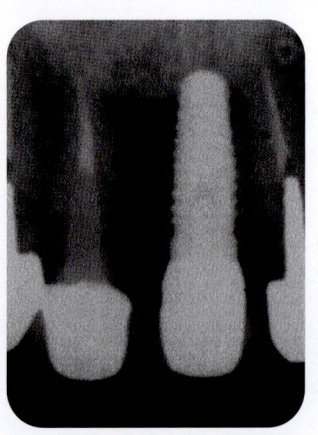

症例1-d① 症例1-d②

症例1-d①、② 上部構造装着後8ヵ月の口腔内およびデンタルX線写真。

エステティックゾーンに対するインプラント修復の予知性を向上させる配慮

症例1-f　唇側骨壁の稀薄な状態が確認できる。

症例1-g　根尖側はフェネストレーション状に露出しているようにも思われる。

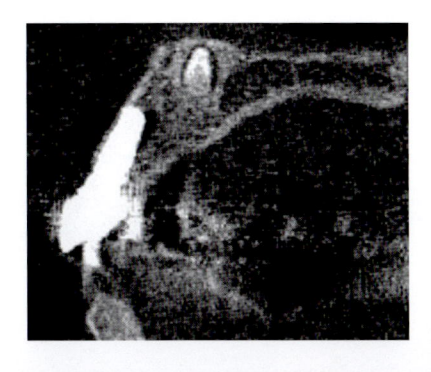

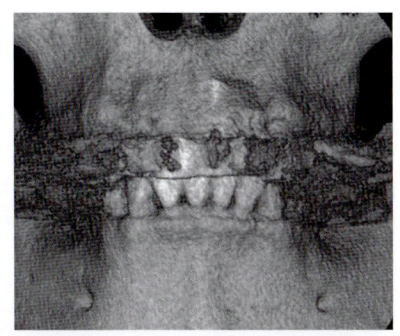

抜歯後早期埋入（症例2-a～f）

症例2-a　歯根破折。歯肉バイオタイプは中間型である。

症例2-b　隣在歯骨アタッチメントロスにより歯間乳頭は退縮し、唇側骨壁は喪失している。

症例2-c　埋入軸は唇側傾斜している。

症例2-d　上部構造装着後6ヵ月、唇側歯肉のリセッションが認められる。

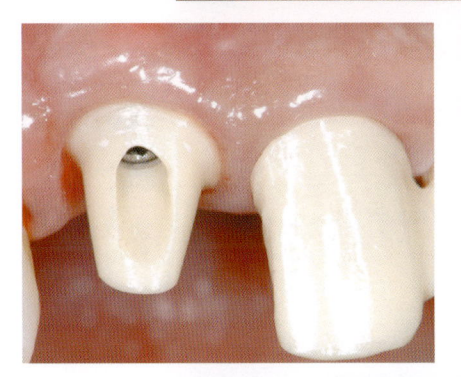

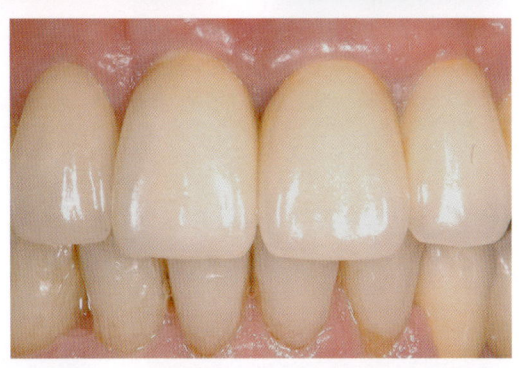

症例2-e　リモデリングによりフィクスチャーカラーの一部が露出しているように思われる。

症例2-f　GBRにより回復した硬組織は存在しているが、十分な厚みとは言えない。

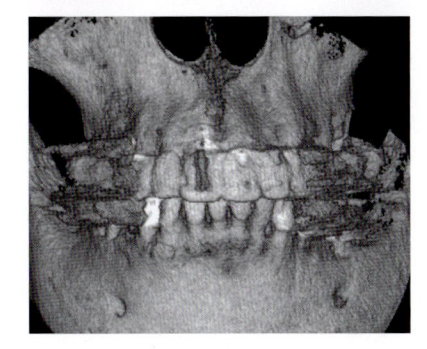

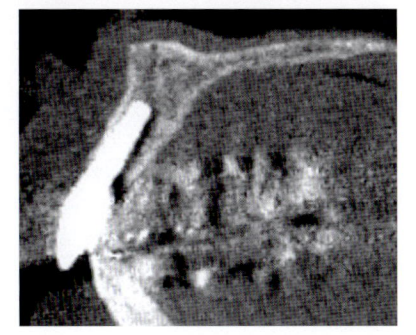

上顎中切歯単独欠損（症例1、2）

症例1、2は、過去に当院にて修復をした上顎中切歯単独欠損の2症例である。両症例ともに、短期的には一定の審美的修復が計られたと言えるであろう。しかし、長期的観点により考察すると、両症例とも処置過程における配慮の改善点がやや露呈する。それは、基本的事項である術前の解剖学的固有差の評価、サイトディベロップメントは十分であったか、術式、埋入の位置やフィクスチャーサイズは適切であったか、審美性と機能性を兼ね備えた長期的に安定しうる硬軟組織の厚みは獲得できたであろうか、といった点である。

会員発表

抜歯後早期埋入（症例3-a～t）

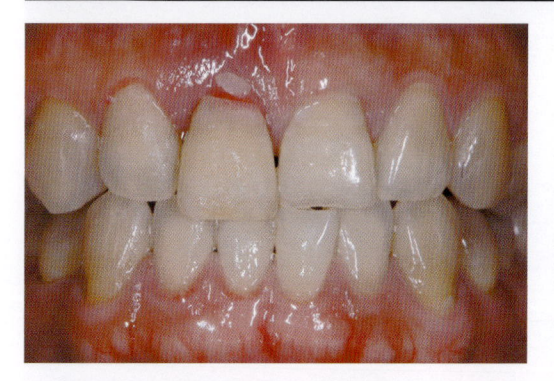

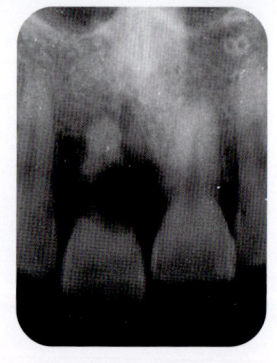

症例3-a｜症例3-b

症例3-a　打撲による陳旧性の歯牙破折。

症例3-b　歯槽骨のダメージを伺うことができる。

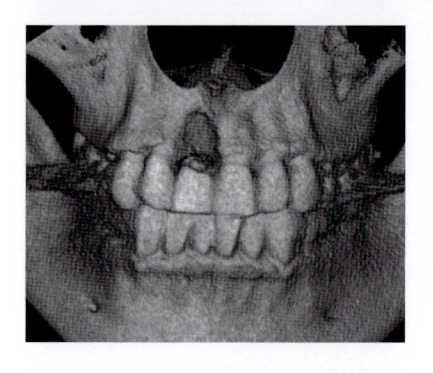

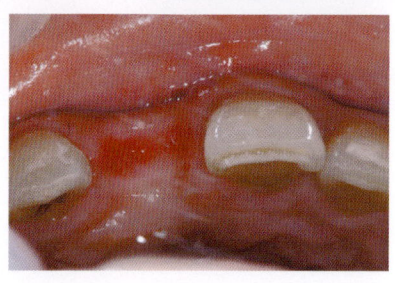

症例3-c｜症例3-d

症例3-c　術前CTにより三次元的に術野の情報を把握した。唇側骨欠損状態や、鼻腔底までの骨高径も十分でないことが確認できる。

症例3-d　抜歯後7週の術前咬合面観、水平的な組織の喪失量がうかがい知れる。

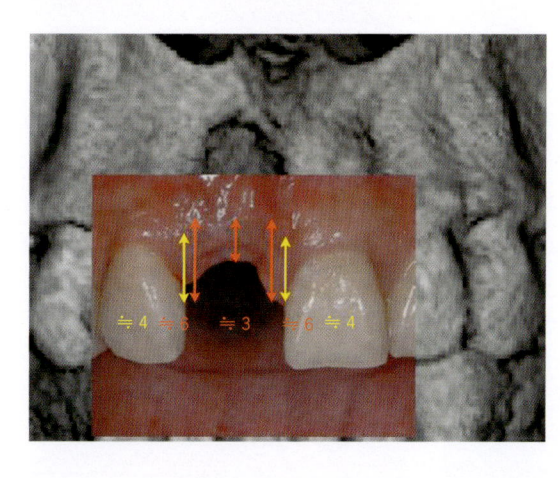

症例3-e　術前隣在歯骨付着位置などを参考に、修復後の軟組織形態を予測する。（文献1より引用、改変）

抜歯後早期埋入（症例3）

　健全な両隣在歯を有する単独歯欠損症例においては、さらに、インプラント修復後の状態を予測し、患者要求度との擦り合わせをし、慎重な診断が要求される（症例3-a、b）。また、反対側同名歯コンタクトエリアより歯頸側の歯冠形態はコンケーブ状態を呈し、術前と同等の歯間乳頭回復のためには隣在歯骨付着位置の温存と軟組織ボリュームの改善が必要となり、またプロビジョナルレストレーションによるスカルプティングにも、その形状が影響を与えることが予測される。

　術前CTより感染による硬組織へのダメージがうかがい知れるが、3壁性骨欠損であり、初期固定を獲得し、唇側への硬・軟組織のオギュメンテーションにより修復は可能と判断した。隣在歯骨はかろうじて付着を維持しており、その温存を目的としたGBR併用の抜歯後早期埋入を決断した（症例3-c、d）。

　術後の歯間乳頭の高さは隣在歯骨付着位置に依存できるが（症例3-e）[1]、その結果を導くにはインプラント-隣在歯間距離1.5mm以上の確保と、切開縫合時の軟組織の取り扱いに細心の注意を払う必要がある。埋入深度は、反対側同名歯、歯肉辺縁より2～3mm以内に設定することが望ましいとされており、本症例では反対側同名歯近心隣接面、術前骨付着位置の頂点から2mm下方に深度をとる。

　GBRを併用する場合、裂開などの問題を回避するために、歯間乳頭を含んだフラップデザインはやむを得ない選択である（症例3-f）。初期固定を得られるフィクスチャー埋入後、露出したスレッド上に1層の自家骨、その上に遅延吸収型骨補填材

24

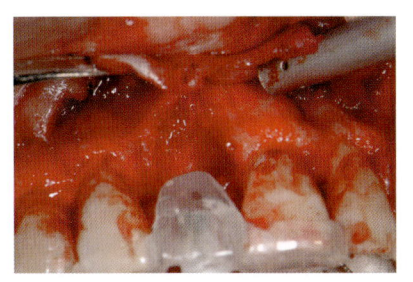

エステティックゾーンに対するインプラント修復の予知性を向上させる配慮

症例3-f 埋入部より2歯以上離したフラップデザイン。

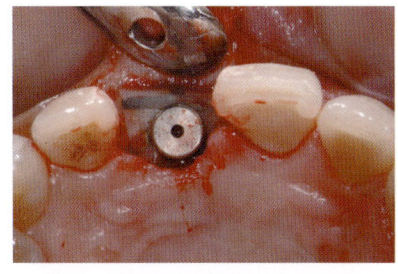

症例3-g 唇側硬組織獲得のために、e-PTFE膜をバルコニー状に設置。

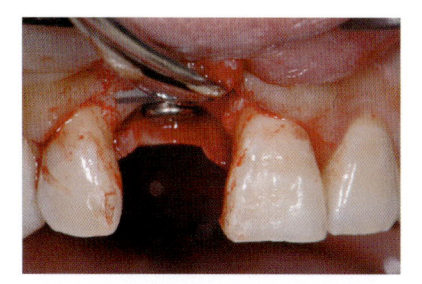

症例3-h 隣在歯骨付着位置は維持されている。

症例3-i｜症例3-j

症例3-i GBR後の咬合面観。軟組織質量の不足がうかがえる。

症例3-j 唇側最大豊隆部には2mm以上の硬組織が必要とされている。

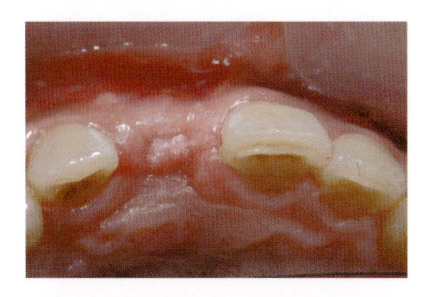

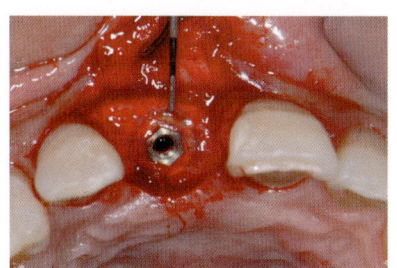

症例3-k｜症例3-l

症例3-k ヒーリングアバットメントに沿わせて骨膜上に結合組織を移植する。

症例3-l CTGを併用した二次手術後3ヵ月の正面観。

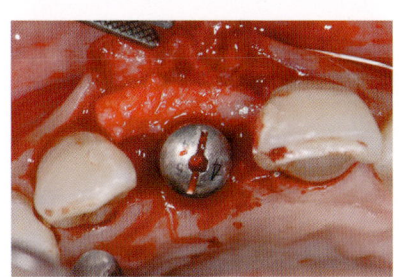

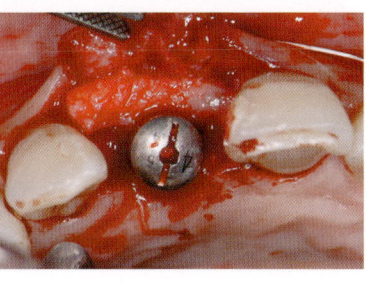

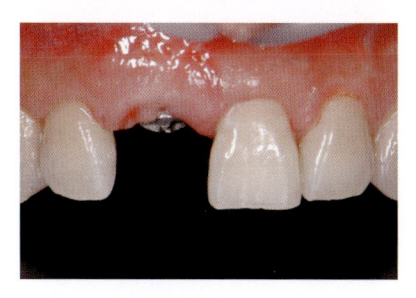

料をLayering Graftし、メンブレンを設置する。

6ヵ月後、唇側骨2mm以上の厚みを回復させるべくバルコニー形状に整形設置したメンブレンを撤去し、回復した硬組織の厚みを評価する。隣在歯骨アタッチメントレベルは保全されている（症例3-g、h）[2]。

フィクスチャーカラー中央最大豊隆部の計測では2mmの回復には至らなかったが、近遠心側にそれ以上の硬組織が獲得できれば、クレーター状のリモデリングが生じた場合でも、唇側外郭部の硬組織喪失は最小限に止めることが可能である（症例3-i、j）[3]。

唇側骨の回復や、隣在歯間距離が不十分な場合において、小径のヒーリングアバットメントを用い、プラットフォームスイッチングを応用することで、リモデリングのスターティングポイントをずらし、歯肉のリセッションによる審美障害を最小限度に止めることが理論上可能である[4]。同時に軟組織の厚みを回復させるべく結合組織をヒーリングアバットメントに沿わすよう、唇側から隣接面へ移植する（症例3-k、l）[5,6]。

プラットフォームスイッチングを応用したプロビジョナルレストレーションを製作し、トランジショナルカントゥアはアンダーに、形態は当初コンケーブにする。着脱時、軟組織への侵襲を考慮し、最低限度の回数でエマージェンスプロファイルを調整し、十分時間をかけ形態を回復させる（症例3-m）。

プロビジョナルレストレーション装着後6ヵ月、歯肉縁下形態のデュプリケイト、フィクスチャーレベルのトランスファーをし（症例3-n、o）[7]、上部構造を装着した（症例3-p〜s）。

術後デンタルX線写真のフィクスチャー辺縁部に注目していただきたい。一見、術前隣在歯骨付着位置の温存と、プラットフォームスイッチングの応用に成功したフィクスチャー辺縁部の硬組織像を示すが、生体防御反応力の大きさをうかがい知れる所見が見て取れる（症例3-t、矢印）。確定的な結果とは現時点では言えず、経時的変化を注視しなければならない。

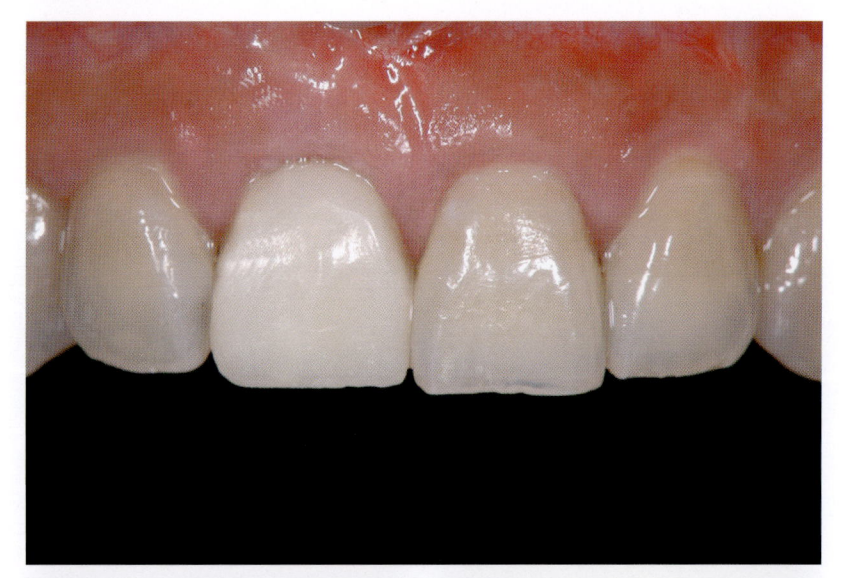

会員発表

症例3-m　プロビジョナルレストレーション装着後約6ヵ月を待ち、最終補綴へ移行する。

| 症例3-n | 症例3-o |

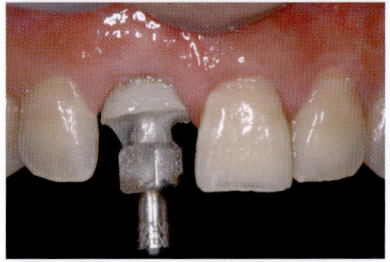

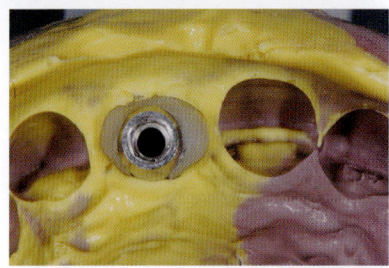

症例3-n　カスタインプレッションコーピングを用いたフィクスチャーレベルのトランスファー。

症例3-o　歯肉縁下形態を忠実に最終補綴で模倣する。

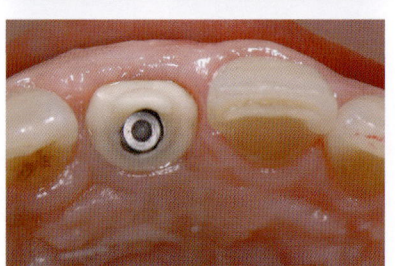

症例3-p　ジルコニアアバットメントの咬合面観。

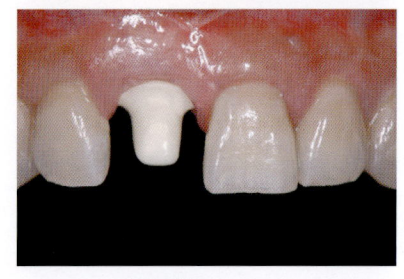

症例3-q　同正面観。アクセスホールは口蓋側に位置する。

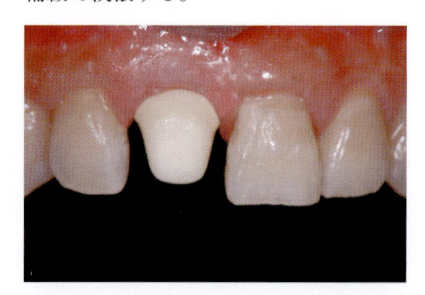

症例3-r　ジルコニアコーピングのトライイン。

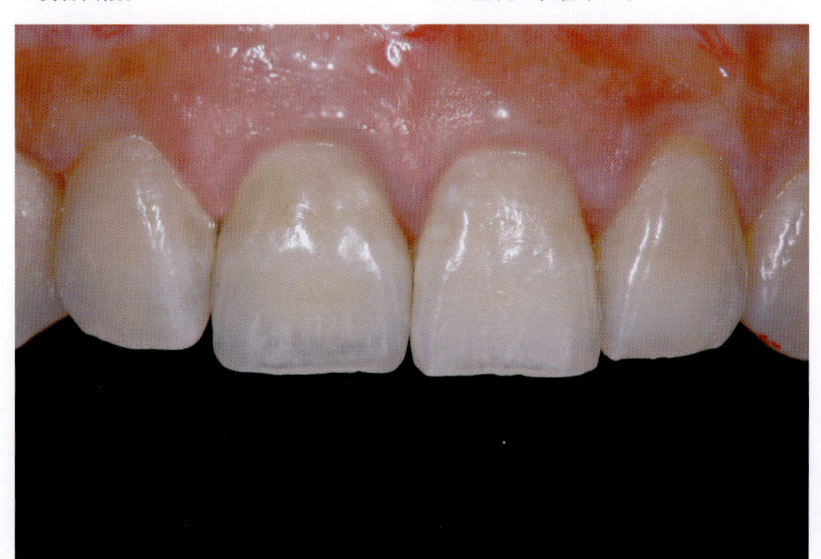

症例3-s　最終補綴物装着後6ヵ月の正面観。

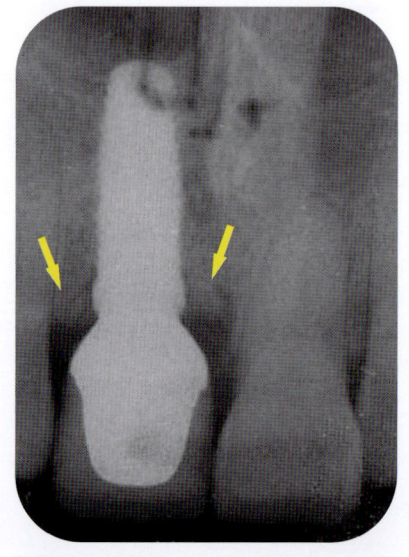

症例3-t　術後デンタルX線写真。生体防御反応力の大きさがうかがえる（→）。

考察

　好条件を有するThick-Flat傾向を示す症例へのフラップレス抜歯後即時埋入は、経時的にも歯肉辺縁の位置はさほど変化がないかもしれない。しかし、Non-Flapの術式により遅延吸収型骨補填材料をギャップに填入し、唇側骨の改変に備えたとしても、その状態は稀薄かつ脆弱であり、それらが軟組織に裏打ちし続けられる補償はない。したがって、好条件を維持しているケースにおいても、Open FlapによりCTGあるいは唇側骨へのマイナーオギュメンテーションを併用し、Maynard type 1 またはtype 3への移行を積極的に施行することが望ましいと言えるであろう。

　また、いかなる術式においても唇側骨2mm、隣在歯間距離1.5mm以上が確保できない場合は、一次、二次手術時にFGG、CTGを併用することにより、フィクスチャー周囲の骨吸収を抑制しうる軟組織の厚み最低3mmの獲得を目指すこと、その補償としてプラットフォームスイッチングの応用をフィクスチャー埋入時より施行し、インプラント辺縁骨喪失を最小限に止めることが推奨できる。

　同時に、単独歯欠損において、歯間乳頭の維持は隣在歯の骨付着位置に依存しており、アタッチメントロスを生じさせないよう、歯間乳頭を含めたフラップを形成する場合の切開・縫合には十分注意が必要となる。すなわち、唇側に十分な軟組織の厚みを獲得し、プラットフォームスイッチングを応用しても、隣在歯骨付着位置の喪失が生じれば歯間乳頭の回復は困難を極め、さらなる外科的侵襲（歯間乳頭部へのCTGなど）の必要性が生じる点を十分理解しておく必要がある。

まとめ

　エステティックゾーンにインプラント修復を応用する場合、究極のゴールは永続的な審美性と機能性を提供すること、すなわち天然歯同様の上部構造と、長期的安定を有する硬軟組織形態の再建であり、そのためには多くの場合が複数回の侵襲を加えざるを得ない。また、そこには必ず生体防御反応である生物学的幅径の原則が存在することを理解したうえで、そのつど予測できる最良の結果を導くよう努力し、術後評価とともに経時的変化を注視し、考察を重ねる必要がある。

謝辞

　稿を終えるにあたり、日頃よりご指導をいただいております小川勝久先生、村田　功先生、BOSTON 5 メンバーの先生方に深謝いたします。

参考文献

1. Salama H, Salama MA, Garber D, Adar P. The interproximal height of bone: A guidepost to predictable aesthetic strategies and soft tissue contours in anterior tooth replacement. Pract Periodontics Aesthet Dent. 1998;10(9):1131-1141.
2. Esposito M, Ekestubbe A, Grondahl K. Radiological evaluation of marginal bone loss at tooth surfaces facing single Branemark implants. Clin Oral Implants Res. 1993;4(3):151-157.
3. Grunder U, Gracis S, Capelli M. Influence of the 3-D bone-to-implant relationship on esthetics. Int J Periodontics Restorative Dent. 2005;25(2):113-119.
4. Lazzara RJ, Porter SS. Platform switching: a new concept in implant dentistry for controlling postrestorative crestal bone levels. Int J Periodontics Restorative Dent. 2006;26(1):9-17.
5. Saadoun AP, Le Gall MG. Periodontal implications in implant treatment planning for aesthetic results. Pract Periodontics Aesthet Dent. 1998;10(5):655-664.
6. Jovanovic SA, Paul SJ, Nishimura RD. Anterior implant-supported reconstructions: a surgical challenge. Pract Periodontics Aesthet Dent. 1999;11(5):551-558.
7. Hinds KF. Custom impression coping for an exact registration of the healed tissue in the esthetic implant restoration. Int J Periodontics Restorative Dent. 1997;17(6):584-591.

会員発表

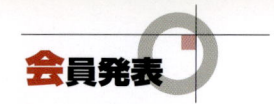

上顎高度骨吸収例における顎堤再建のための脛骨からの骨採取法

鍋島弘充

愛知学院大学歯学部口腔外科学第一講座・講師
愛知学院大学歯学部附属病院口腔インプラント診療部

はじめに

　歯牙欠損症例に対するインプラント補綴は、治療法の選択肢の一つとして、その予知性の高さと確実性から、今日では臨床において高い評価を受け、応用されるようになった。

　以前は、その適応が骨量によって左右され、高度に骨吸収した症例は適応症ではなかった。しかしながら、近年、インプラント補綴前外科としてのボーン・マネージメントによる歯槽堤形成の技術が改良・進歩したことにより、その適応範囲が拡大した。

　高度吸収部位への骨造成のためには、相当量の移植骨が必要となる。そのための移植材料選択には、新生骨への置換などの優れた骨伝導能を持つことから、新鮮自家骨が第一選択と考えられている。

　口腔内からの骨採取では、移植骨量が不足する可能性がある症例に対しては、口腔外の腸骨からの骨採取が第一選択と考えられてきた。しかし、この術式は通常、術後の手術痕、疼痛、数日間の歩行不能などの術後機能障害などいくつかの問題点を有していた。

　そこで、筆者らは供給側の負担軽減と手術の簡便化を図る目的から、ロマリンダ大学インプラントセンターにおいて経験した脛骨からの骨採取法を用い、これまでに良好な成績を得てきた（表1）[1,2]。今回は、脛骨からの骨採取法の有用性に関して報告する。

脛骨周囲の解剖について

　下肢を支える主要な骨には、脛骨とその外側にある腓骨があり、上方には膝関節があり、大腿骨下端と脛骨上端とを接合し、膝蓋骨、関節腔、膝関節の周囲筋、靱帯で構成されている（図1、2）。

1．脛骨周囲の動静脈および神経について

①外側における注意すべき神経、動脈、静脈

　脛骨粗面から外側に走行する前脛骨動静脈、深腓骨神経に注意する。また、その外側には後脛骨反回動静脈が走行する。脛骨粗面には、後脛骨動脈が走行し、下方には腓骨動脈も走行している。

②内側における注意すべき神経、動脈、静脈

　脛骨粗面には、後脛骨動脈が走行し、下方には腓骨動脈も走行している。そして内側には、前脛骨反回動静脈が膝関節上方から走行しているために注意を要する。また、鼠径靱帯下約2横指のところに大伏在静脈が走行していることを忘れてはならない。

2．骨周囲の筋、骨、靱帯について

　脛骨の外側浅部には、前脛骨筋、深部には長指伸筋の腱、長母指伸筋の腱が付着し、内側深部では、薄筋、半腱様筋および縫工筋の内側頭が付着している。脛骨裏側には、ヒラメ筋、腓腹筋の内側頭が付着し、膝蓋骨下で膝蓋靱帯があり、脛骨粗面に付着する。また、内側深部には内側側副靱帯が付着しているため注意を要する。

表1　脛骨からの骨採取法の適応症

・顎裂
・高度骨萎縮症
・腫瘍（術後）
・嚢胞（術後）

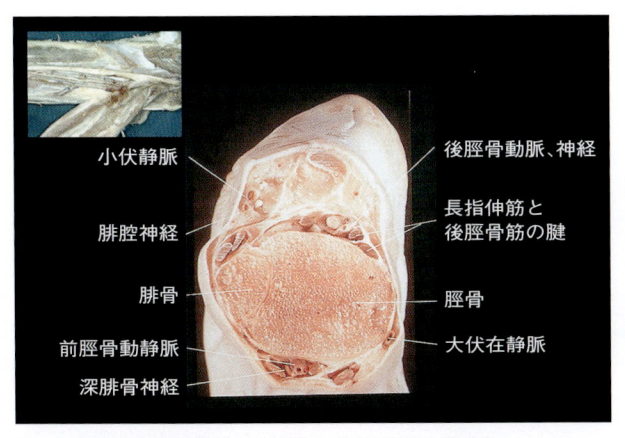

図1　脛骨周囲の解剖。（文献1より引用・改変）

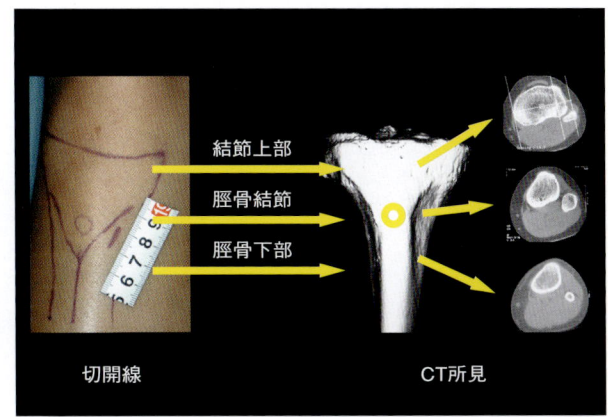

図2　脛骨各部位の解剖学的形態。（文献1より引用・改変）

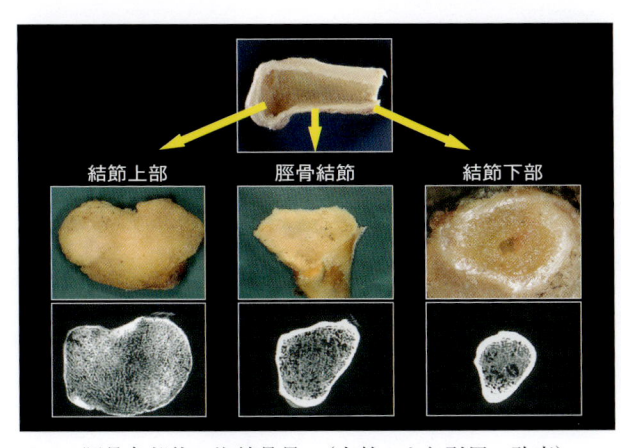

図3　脛骨各部位の海綿骨量。（文献1より引用・改変）

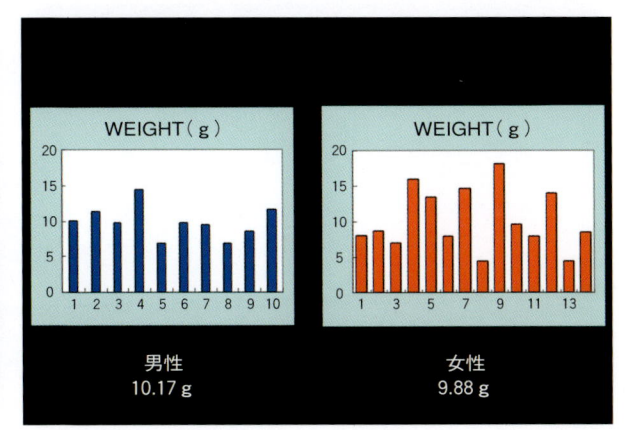

図4　乾燥自家骨採取量。

術前の患者管理と検査について

1．全身状態の把握（全身的検査）

手術前に問診により、既往歴（全身疾患：高血圧、狭心症、心筋梗塞、骨粗鬆症などに代表される骨代謝性疾患）についての有無を確認する。また、全身状態の把握のため、必要に応じて各種検査を行う。

2．局所検査（図3〜5）

①供給側：脛骨部の状態の把握
・脛骨部の変形の有無についても確認しておく。
・脛骨のX線学的検討：術前のCT

図5　十分な量（血液成分を含めると平均で15g）のPCBMが採取可能である。

による脛骨部皮質骨幅の把握。
・海綿骨量の部位による違い：X線学的にも各部位（結節上部、結節部、結節下部）において海綿骨の容量の違いを把握しておく必要がある。
②移植側：口腔内状態の把握（歯、軟組織の検査）
・残存歯の状態（カリエス、口腔清掃状態など）。

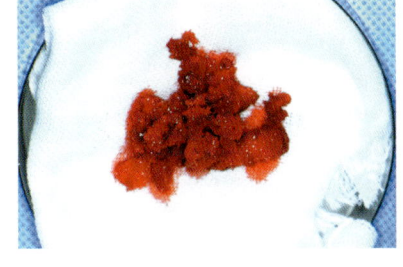

・歯周組織の状態（歯周組織疾患の有無、重症度）。
・口腔粘膜疾患および病変の有無。
・移植部遊離歯肉および付着歯肉の状態。
・口腔前庭部の深さ。

以上の検査より得られた情報をもとに、移植を成功させるための口腔内環境を整備する。

会員発表

上顎高度吸収症例に脛骨自家骨とチタンメッシュを用いた顎堤再建術（症例1-a～l）

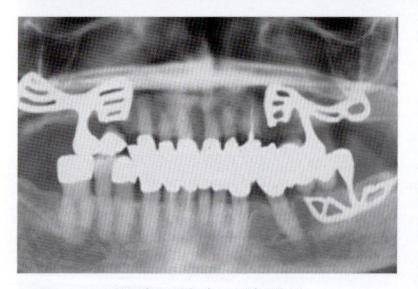

症例1-a 術前口腔内X線所見。

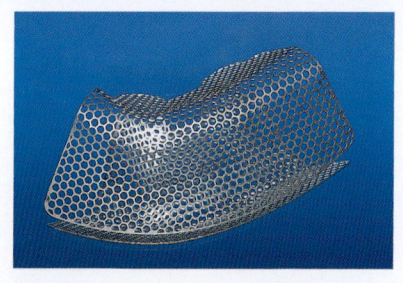

症例1-b Ti-mesh（Osteo-Med comp.）。

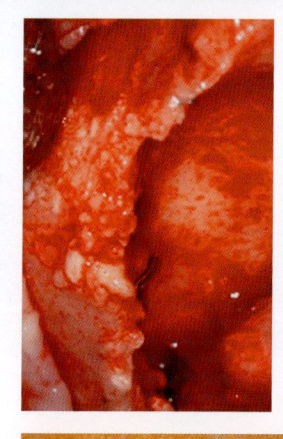

症例1-c 術中口腔内所見。ナイフエッジ状の骨形態を認める。

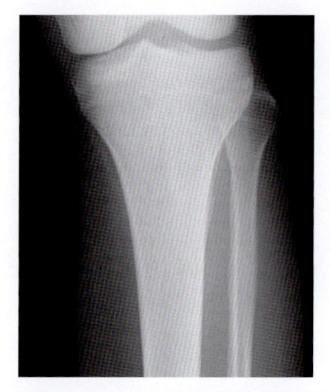

症例1-d①、② 術前脛骨部X線所見。

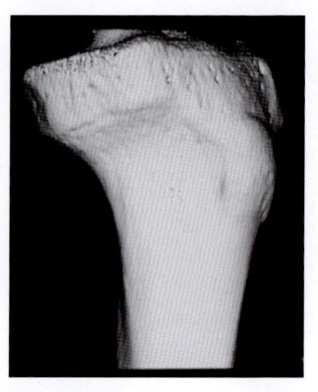

症例1-e 皮膚切開。

症例1：上顎右側高度骨吸収症例に脛骨自家骨とチタンメッシュを用いた顎堤再建術

術式

①術前準備

手術部位となる脛骨部周囲の剃毛処置を手術前日までに済ませておく。

②手術体位

患者を仰臥位にし、脛骨採取を容易にするため下肢にクッションを置き、やや持ち上げた状態にして固定する。

③術前の消毒

口腔内はあらかじめ、歯垢、歯石の除去をしておく。消毒には0.025％逆性石鹸液（塩化ベンザルコニウム）または、ポピドン・ヨード液（イソジン）を用いる。

④ドレーピング

手術に用いるドレープ、サクション・チップなどは、使い捨てを前提とした滅菌包装が主流となっており、可能な限りこれらの使用が望ましい。

⑤表面麻酔および局所麻酔

スプレー、ゼリー、軟膏などの表面麻酔剤を局所麻酔薬の刺入点付近に塗布するが、一般的には1～2分で奏効する。通常、手術時間は約30～40分であるために麻酔が早く奏効する局所麻酔剤を選択する。また、血管収縮薬（エピネフリン）を含んだ局所麻酔薬を用いて、術中の出血量をできるだけ少なく抑える。

⑥解剖学的な位置の確認（症例1-d）

⑦切開線描記

ピオクタニン・ブルーなどを用いて描記を行う。

⑧皮膚切開（症例1-e）

皮膚切開のアプローチには、2つの方法がある。

・外側切開：脛骨結節外側約1cmからのアプローチ。

・内側切開：脛骨結節内側約1cmからのアプローチ。

⑨開窓部の位置確認

⑩脛骨の開窓

ラウンドバーおよびフィッシャーバーを用いて行う。

⑪骨採取

・キュレットによる採取法：3種類（大、中、小）の外科用キュレットを用いて上部膝関節方向への追求は避け、解剖学的形態を把握したうえで、さまざまな方向に鋭匙を挿入し、必要量のPCBMを獲得する。

上顎高度骨吸収例における顎堤再建のための脛骨からの骨採取法

症例1-f　Craig Bone Biopshy Set (CBBS)。
症例1-g　CBBSによる採取。

症例1-h　PCBMが比較的大きく採取可能である。
症例1-i　十分な量のPCBMが採取できた。

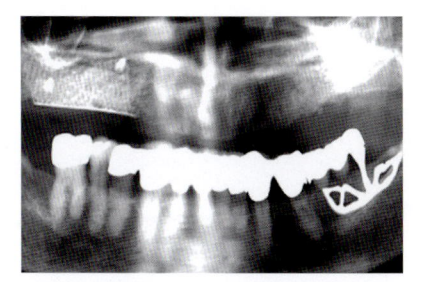

症例1-j　術後口腔内X線所見。

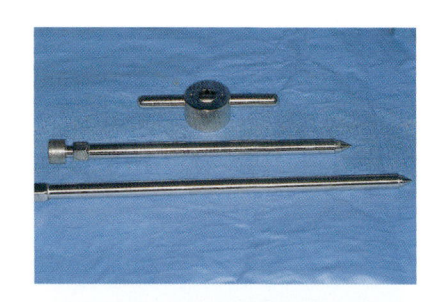

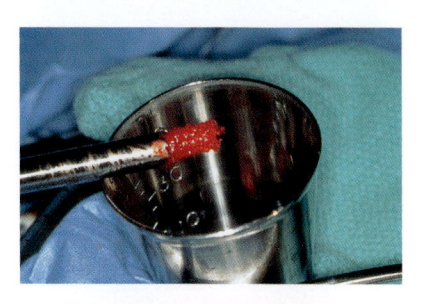

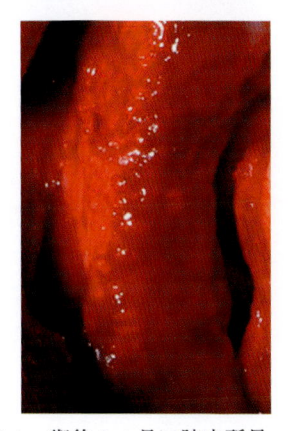

症例1-k　術後6ヵ月口腔内所見。

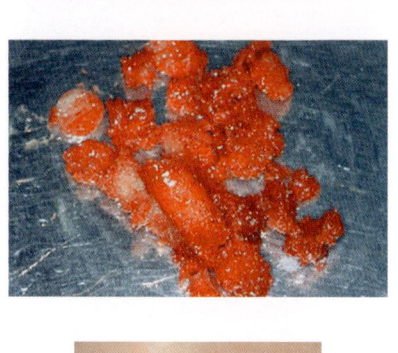

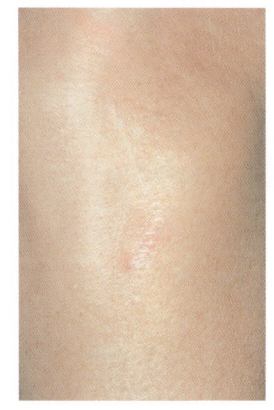

症例1-l　術後脛骨部所見。手術痕は目立たない。

・Craig Bone Biopsy Set（CBBS）による採取法（症例1-f）：本術式では、切開、骨扉部はCBBSの直径に準じた1cmに設定可能である。また、CBBSを回転させ骨髄海綿骨の抵抗を感じながら慎重に深部まで挿入しての採取が可能で、採取が容易かつ短時間で行える（症例1-g～i）。

⑫縫合

創部閉鎖の際には、骨膜弁は合成吸収性縫合糸にて断続縫合、皮膚はナイロン製縫合糸で連続縫合する。

⑬術後の創部の処置

術後は、脛骨上部から足首までの圧迫包帯を用いて創部の腫脹と皮下出血防止を目的に約1週間の使用を指導する。そして創部は、感染の危険性を回避するため絶対濡らさないように注意させる。

⑭感染予防

感染予防のため、抗生剤の投与は手術開始約1時間前に内服させ、術後には1週間の投与を行う。

⑮口腔内への骨移植

上顎右側臼歯部に高度骨吸収を認めた。そのため、顎堤再建は、高度骨吸収部位にチタン製メッシュトレーを適合するように切離し、調整した。また、脛骨から採取した皮質骨は、細片状に粉砕したのちPCBMと混和し、チタン製メッシュトレー内に適量を詰め、ミニスクリューにて固定した（症例1-j）。

⑯口腔内縫合

縫合の際には、粘膜骨膜弁の自由度を高めるために頬側粘膜骨膜弁基底部に十分な減張切開を行い、縫合した。

⑰術後6ヵ月時口腔内所見

インプラント埋入可能な理想的な顎堤が再建された（症例1-k）。

⑱術後6ヵ月時脛骨部所見

手術痕も目立たず経過良好である（症例1-l）。

31

会員発表

上顎高度骨吸収症例におけるチタンメッシュを用いた骨移植（症例2-a〜c）

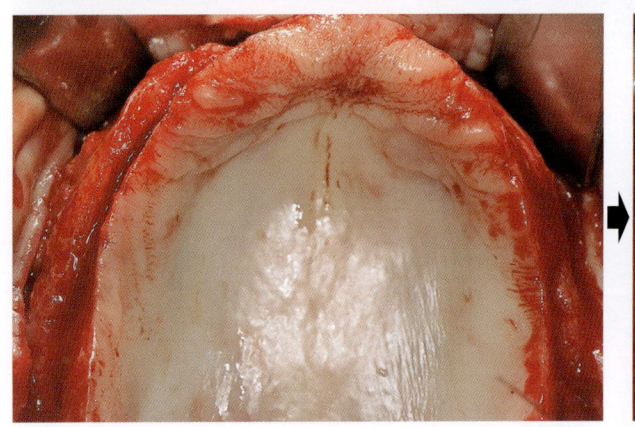

症例2-a　術前：ナイフエッジ状の顎堤。

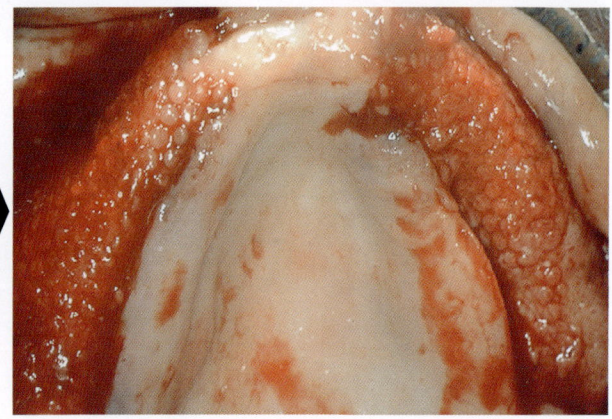

症例2-b　術後：結果として骨高・骨幅を獲得した。

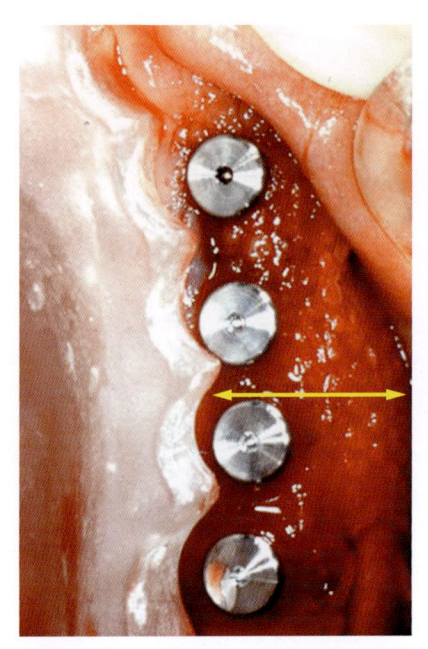

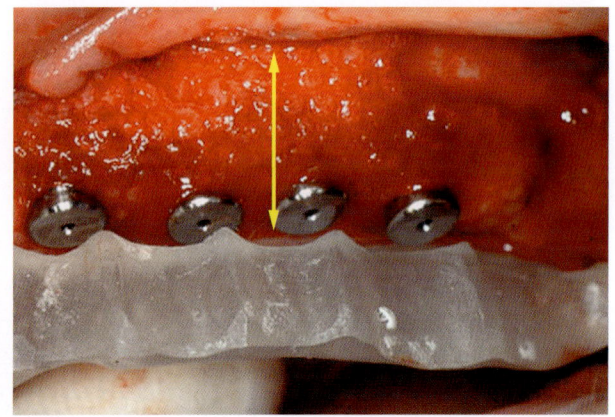

症例2-c①｜症例2-c②

症例2-c①、②　一時手術時：理想的な位置にインプラント埋入可能であった。

症例2：上顎高度骨吸収症例におけるチタンメッシュを用いた脛骨自家骨骨移植術

術式

①〜⑭症例1と同様の手技にて行った。

⑮口腔内への骨移植

　上顎無歯顎高度骨吸収（ナイフエッジ状）を認めた（症例2-a)[1]。その為、理想的な位置にインプラントを埋入するために、骨高、骨幅の獲得を目的にFull Mouth Reconstructionを行った。顎堤再建は、全顎にわたる高度骨吸収部位に対してチタン製メッシュトレーを左右1個ずつ用いて顎堤に確実に適合するように切離し調整した。また、脛骨から採取した皮質骨は、細片状に粉砕したのちPCBM 12gと混和し、チタン製メッシュトレー内に適量を詰め、ミニスクリューにて上顎骨に確実に固定した。

⑯口腔内縫合

　症例1と同様の手技にて行った。

⑰術後6ヵ月時口腔内所見

　インプラントを埋入するための骨高、骨幅の獲得が可能となり、顎堤が再建された（症例2-b)[1]。

⑱一次手術時口腔内所見

　理想的な位置にインプラントが埋入可能であった（症例2-c)。

まとめ

インプラント補綴前外科としての顎堤再建のための脛骨からの骨採取法に際しては、口腔内と脛骨に分かれたチーム・アプローチが望ましく、両部位同時に施行可能で連携のとれた手術の進行は、手術時間の短縮にもつながる。

また、本術式の注意点として、脛骨周囲の解剖に関しては、手術前には熟知しておく必要があり、脛骨結節内外側には多くの動静脈が走行しているので、皮膚切開時には細心の注意が必要となる。

また、上方へのアプローチの際には、PCBM採取時に過度の膝関節方向への追求は関節包への穿孔をきたし、術後機能障害を起こす危険性がある。側方へのアプローチの際には一般的に反対側の皮質骨に触れた場合は、それ以上追求しないようにする。

術後障害に関しては、本法は切開も小さく術式も単純ことから、周囲組織に余分な侵襲を与えず、自家骨採取までに長時間を要さない。Ilankovanらは脛骨と腸骨からの自家骨採取時の術後障害をVisual Analogue Scale(VAS)にて評価しており、術後において疼痛、歩行困難などの障害度は脛骨のほうが低かったとしている[3]。また、腸骨からの採取では一般的に2、3日程度の入院管理が必要となるが、脛骨からの採取では術後当日に帰宅可能とされている。出血量については、腸骨における報告と比較して少なかった[3]。また術後の合併症予防法として、血腫は、術後脛骨周囲に生じるため、圧迫包帯を使用し防止する。歩行障害では、腸骨採取後は、術後ベッド上安静が数日間必要であるが、脛骨採取後は、一般的には術後ただちに歩行可能である。ただし、歩行器を用いて過度な力が加わらないように努める。感染については、術後、抗生剤の投与により感染防止に努める。手術痕は、切開が10mm以下と比較的小さいため目立たないものの、瘢痕を生じることもあるため、術式上の注意が必要となる。

今回、筆者は上顎高度骨吸収例における顎堤再建のための脛骨からの骨採取法について報告を行った。本法は、短時間で確実に十分な骨採取が可能で、手術痕も比較的小さく目立たないこと、容姿を損ねることがなく、術後の機能障害も少ないため大変有効な方法であった(表2)。

表2 脛骨からの骨採取法の利点

1	安全な術式である
2	手技が簡便であるため手術時間が短い
3	出血量が少ない
4	移植に十分な量のPCBMが容易に採取可能
5	術後早期より歩行可能で、機能障害も少ない

謝辞

本稿を終えるにあたり、ロマリンダ大学歯学部・Dr. P. J. Boyne、Dr. Jamie Lozada、ロマリンダ大学医学部・Dr. Anil P. Punjabi、多治見市民病院・稲本 浩部長、春日井市民病院・丹下和久部長、さくら病院・今井隆生部長に深謝いたします。

参考文献

1. 鍋島弘充, Lozada J, Punjabi AP, 福田幸太, 伊藤康弘, 栗田賢一. 顎堤再建のための脛骨からの骨採取法. Quintessence DENT Implantol. 2002；9(6)：47-55.
2. 鍋島弘充, Grageda E, Lozada J, Punjabi AP, 福田幸太, 栗田賢一. 顎堤再建のための脛骨からの骨採取法. 顎骨高度吸収症例に対するインプラント補綴前外科に応用した1例. 日口外誌. 2002；48(8)：435-438.
3. Ilankovan V, Stronczek M, Telfer M, Peterson LJ, Stassen LF, Ward-Booth P. A prospective study of trephined bone grafts of the tibial shaft and iliac crest. Br J Oral Maxillofac Surg. 1998；36(6)：434-439.

会員発表

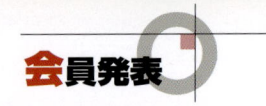

矯正用インプラントの考え方

米澤大地

米澤歯科醫院

はじめに

　Brånemarkらがオッセオインテグレーションの概念を発表し、デンタルインプラントの成功症例が報告される以前から、矯正治療にさまざまなインプラントやマイクロスクリューを固定源として利用した試みが報告されてきた。現在さまざまなタイプの矯正用のインプラントが使用され、良好な結果を得ている。それは、患者の協力によらず口腔内外のいかなる固定方法より信頼できるため、治療結果が安定するからである。

　しかし、良好な咬合を得るためには、どの位置に埋入すべきか、どのような牽引力をかけるべきかという考えを明確に持つことが重要であると筆者は考えている。

　われわれが矯正治療において与える治療咬合には、達成すべき臨床的指標が4つ考えられる。①顎関節、周囲組織を安定させること。②的確なバーティカルストップを与えること。③良好なアンテリアガイダンスを確立すること。これらは歯根膜感覚を通じて、④神経筋機構を構築する一部となり、より安定した生理的運動を行うことができる[1]。ここでは、③アンテリアガイダンスの確立に絞り、矯正用インプラントアンカーの一種としてその使用頻度が今後高くなっていくであろうミニスクリューの埋入位置について、咬合を考慮した矯正学的な観点と、解剖学的な観点から私見を示してみたい。

1. 水平的固定源として

　従来の矯正治療では、抜歯部位を中心に前歯郡を後方に牽引するとき臼歯群のアンカーロスは避けられなかったが、ミニスクリューなどを固定源として用いることで、前歯の骨の限界はあるものの、抜歯スペースすべてを前歯の牽引のために使用できる（図1）。審美的目的以外に、犬歯の近遠心的位置のコントロールを行う咬合学的目的を達成できる。

　従来の矯正治療では困難だった臼歯の遠心移動も含めて、臼歯の位置関係を近遠心的にコントロールしやすいということは、咬頭嵌合位を安定させるクロージャーストッパー、イコライザーを与えやすい（図2）。しかも従来の矯正治療では、前歯群6歯を一塊として牽引すると臼歯は近心に移動してしまい、抜歯スペースをロスするので、対顎を固定源にとるなどの必要性のため長い矯正期間が必要だったが、インプラント矯正ではその必要がなく、治療期間の短縮にもつながる（図3）。ここでミニスクリューの埋入位置として重要なのが、歯冠側に埋入しているという点である。歯根側に埋入すると、後述する（垂直的コントロール時の配慮点）難しさが発生する。また、インプラント矯正のメリットを生かしながら、メカニズムを従来の矯正治療のように単純にしている（図4）。

　「スクリューを埋め込む方向を直角、斜めと変えることで、骨内の垂直的深さを変えることができる」とスクリューの維持の点から言われているが[3]、粘膜上に露出している部分に関しても、矯正治療のメカニズムの点からも、スクリューの方向は同様に重要と考えられる。図5の2つの症例は似たような位置に埋入されているが、角度が違うことでワイヤーとブラケット間の距離を違えている。さらに、スクリューの深さを調整することでブラケットとの距離をコントロールし、矯正治療を単純にすることができる（図6）。

　しかし、いつも意図した位置に埋入できるわけではない。解剖学的限界がある。骨質の問題として、脱落率は年齢との関係が強く若年者では

矯正用インプラントの考え方

図1　水平的固定源として臼歯の位置関係をほぼ変えずに前歯群を後方牽引することができる（図はLASソサイエティより引用・改変）。

図2-a、b　従来の矯正治療では困難な臼歯の遠心移動も含めて臼歯の位置関係を近遠心的にコントロールしやすく、クロージャーストッパー、イコライザーを与えやすい。（図2-bは文献2より引用・改変）

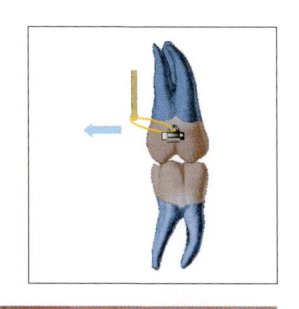

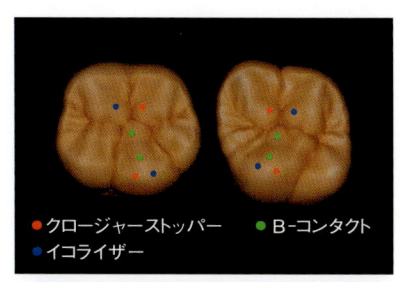

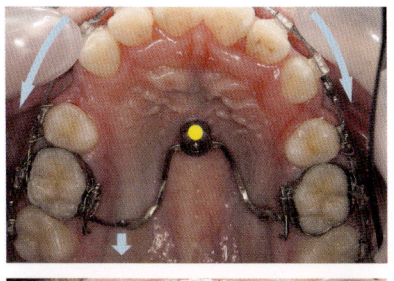

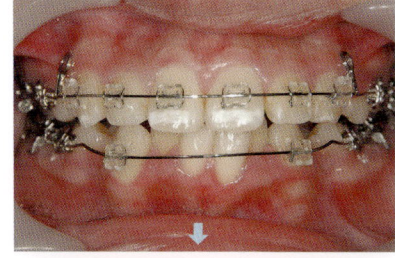

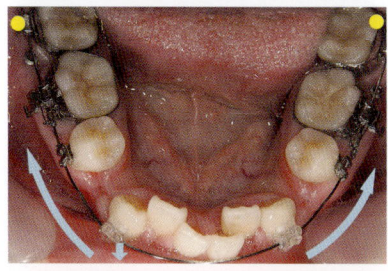

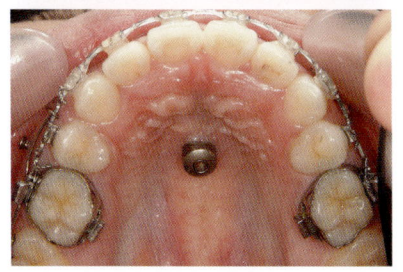

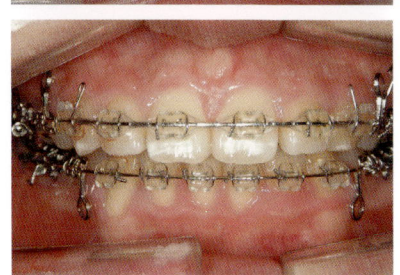

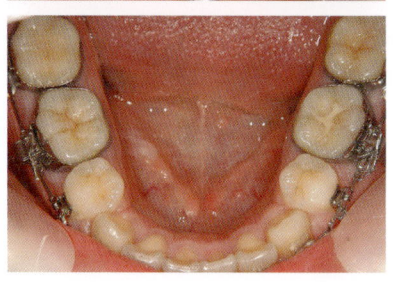

図3-a～f　前歯群6歯を一塊として牽引しているため、治療期間の短縮にもつながる。筆者は当時、上顎臼歯の固定源として、straumann Orth. Anchorを使用していた。

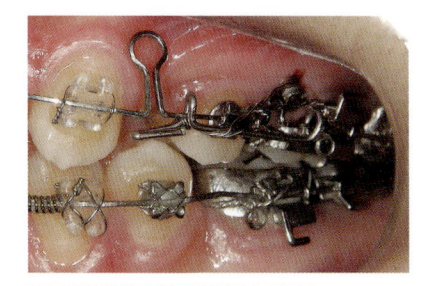

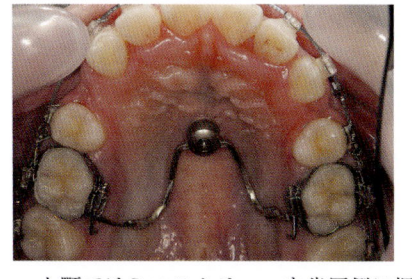

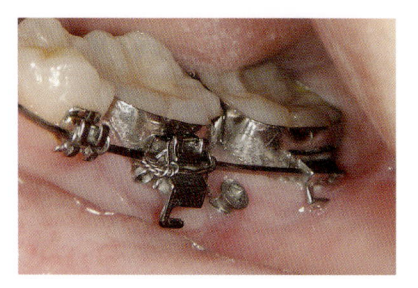

図4-a～c　上顎ではミニスクリューを歯冠側に埋入するか、口蓋にstraumannのタイプを埋入している。下顎にはミニスクリューを歯冠側に埋入している。これらの埋入位置には矯正治療を単純にしようという狙いがある。

大きい。15才以上で約30％の脱落率がよく報告されており、部位的には上顎臼歯頬側部で31.4％、口蓋正中で17％、下顎臼歯頬側部で22.7％、歯根間では50％という報告がある（板垣正樹．第6回インプラント矯正研究会セミナー．2006年より）。

水平的固定源の臨床例

この左右の頬側骨の幅径が違う症例（症例1）で、右側においては意図する位置にスクリューを埋入でき、挺出して従来では保存不可能であった大臼歯を圧下し、歯牙の保存に成功しているが、左側においては骨量

35

会員発表

| 図5-a | 図5-b |

図5-a、b 似たような位置にミニスクリューが埋入されているが、角度が違うことでワイヤーとブラケット間の距離を違えている。

| 図6-a | 図6-b |

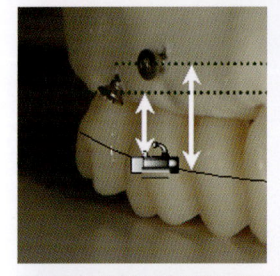

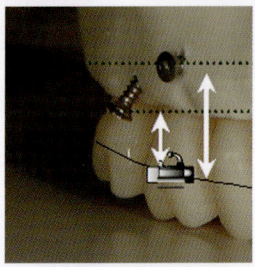

図6-a 埋入の位置と角度がもたらすブラケットとの距離。
図6-b 埋入深度がもたらすブラケットとの距離。

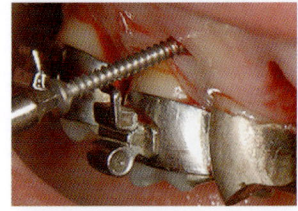

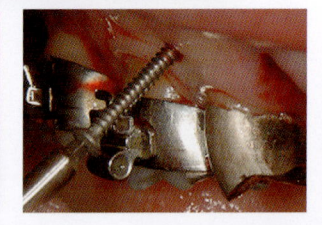

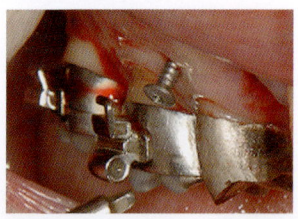

| 図6-c | 図6-d | 図6-e |

図6-c～e 埋入の位置と角度と深度を決定してブラケットとの距離をコントロールしている。

骨量と骨質の問題から左側のスクリューが脱落した症例（症例1-a～h）

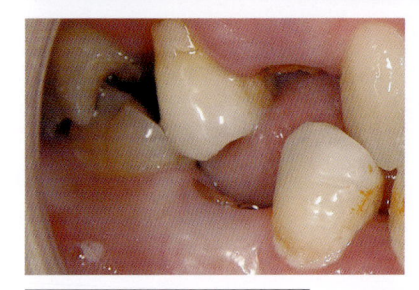

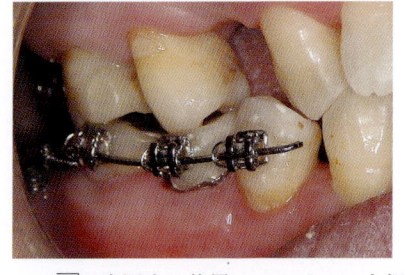

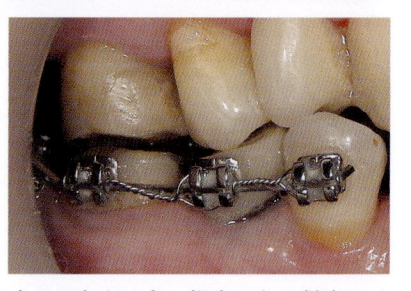

| 症例1-a | 症例1-b | 症例1-c |

症例1-a～c ⑥は意図する位置にスクリューを埋入することができ、挺出のため従来では保存不可能な大臼歯を圧下し保存に成功している。⑤は挺出処置を行っている。

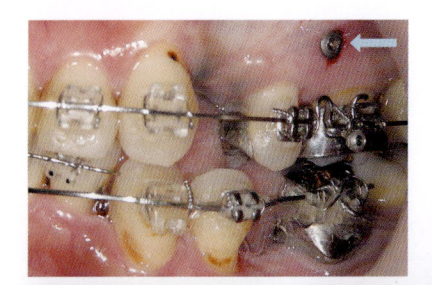

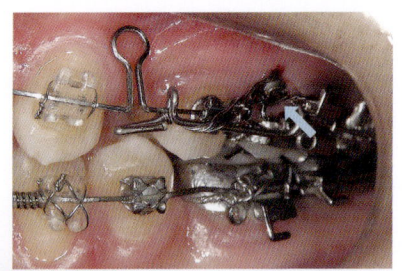

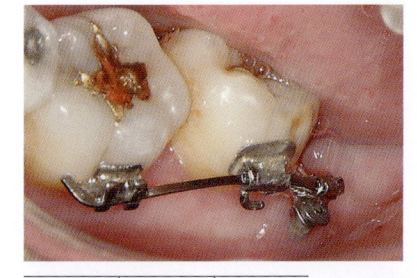

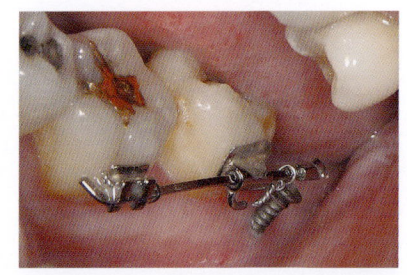

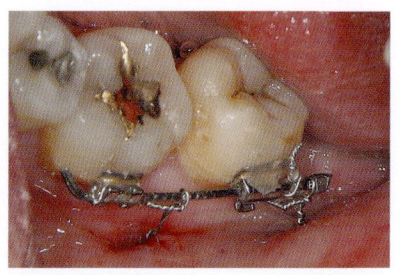

| 症例1-d | 症例1-e | 症例1-f |

症例1-d～f 左側においては、骨量と骨質の問題でスクリューが脱落してしまったため（d、e）、Closed Pulling Methodという、可動粘膜内に埋入し、リガチャーワイヤーだけを出してくる方法をとらなければいけなくなった（f）。

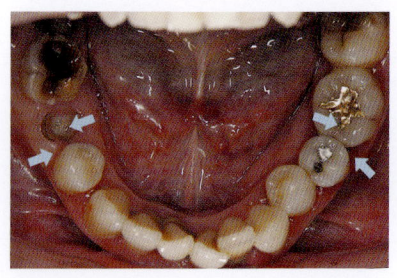

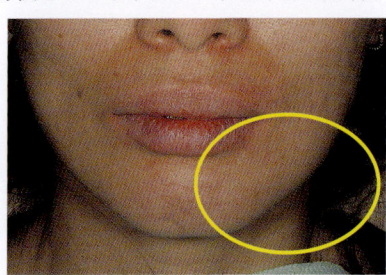

| 症例1-g | 症例1-h |

症例1-g 左右の頬側骨の厚みが違う。
症例1-h 矯正治療中に腫脹が頻繁に起こることが考えられる。

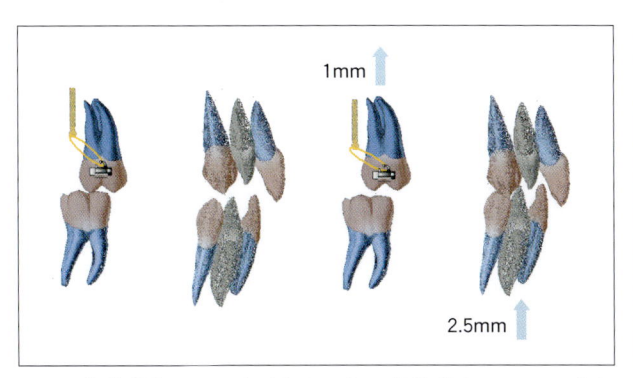

図7 臼歯部を1mm圧下することで前歯部オーバーバイトが2.5mm深くなる（scisser effect）。

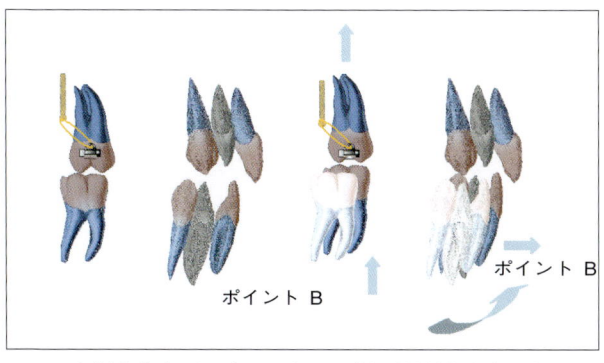

図8 上顎臼歯を圧下することで下顎は顆頭を中心に閉じる方向に回転し、ポイントB（下顎歯槽の基準点）は前方に移動し、上顎前突の顎間関係は前後的に改善する。

と骨質の問題でスクリューが脱落してしまっている。対応として、さらに根尖側の下顎骨体に埋入し、可動粘膜からリガチャーワイヤーだけを出してくる方法（Closed Pulling Method）（Cheol-Ho Paik矯正ミニインプラント東京セミナー．2005年より）をとったが（症例1-d〜f）、これはS.A.S.と同じで、矯正治療中に腫脹が頻繁に起こることが多く、歯周組織に対する配慮が必要である。また、こうした脱落に対して、CTのHounsfield値の術前検査（嘉ノ海龍三．第6回インプラント矯正研究会セミナー．2006年より）や、スクリュー形状の改良や埋入手技の工夫により脱落率は減少すると考えられている[4]。

2. 垂直的固定源として

今までの矯正治療では、臼歯は治療によって圧下しないと言われてきたが[5]、ミニスクリューを使用することでそれは可能になる。

臼歯圧下と臼歯遠心移動についてそのメカニズムと咬合に与える効果を考えてみると、臼歯部1mm圧下することで前歯部オーバーバイトが2.5mm深くなる（図7）[6]。また上顎臼歯を圧下することで下顎は顆頭を中心に閉じる方向に回転するので、ポイントB（下顎歯槽の基準点）は前方に移動し、上顎前突の顎間関係は前後的に改善するといえる（図8）[5]。

垂直的固定源の臨床例

症例2は上下口唇の突出を伴うAngle Class Ⅱ with skeletal class Ⅱ high angle caseであるが、上下顎臼歯、前歯を後方に移動し、上顎臼歯を圧下し、前歯をカップリングさせなければいけない難症例である（症例2-a、b）。犬歯の垂直的位置のコントロールのために、ミニスクリューの埋入を上顎は両側の頬側歯槽骨、根尖側に設定した。これは上顎臼歯を圧下するためである。下顎は$\overline{6\ 7}$間の頬側歯槽骨、歯冠側に設定した。これは臼歯を遠心移動するためである（症例2-c、d）。これにより、下顎が反時計回りに回転し、前歯が閉じてきてアンテリアカップリングを可能にし、下顎が前方に移動してⅡ級骨格関係を改善する動きが生じる（症例2-e、f）。

この症例においても臼歯を遠心に送りながら圧下を行い、それによって前歯が閉じてきて、良好なアンテリアガイダンスを与えられそうな位置に改善しているのがわかる。このような動きは、従来の矯正治療では難しかったものである（症例2-g、h）。

上顎臼歯が圧下しているひとつの証拠として、口蓋粘膜から3mmほど離して装着していたトランスパラタルバーが粘膜に埋没しようとしていたのがわかる（症例2-i）。

垂直的コントロール時の配慮点

垂直的コントロールのためのミニスクリューの埋入は後方歯部の根尖側に行われるが、その埋入位置には不要な垂直成分が発生する。側切歯、犬歯の根尖付近の抵抗中心と考えられる点を中心に前歯群が回転してしまうのである（H. Doughty. Scissor effect. U.S.C. orthodontic study group. 1980年より）（症例2-j、k）。この症例においても1回のアポイントミスにより2ヵ月間放置してしまったため、前歯群が正常な歯軸を失い回転してしまっていることがわかる（症例2-l〜n）。このような挙動への対応として、ブラケットとインプラント間の距離を8〜10mm、前歯群を牽引するフックとワイヤーとの距離を5〜6mmに設定することが一つの指標として勧められる（症例2-o）[7]。この症例においても、フックの高さを調整することで適正な前歯の歯軸

会員発表

上下顎臼歯、前歯の後方移動と上顎臼歯の圧下を行った症例（症例2-a〜r）

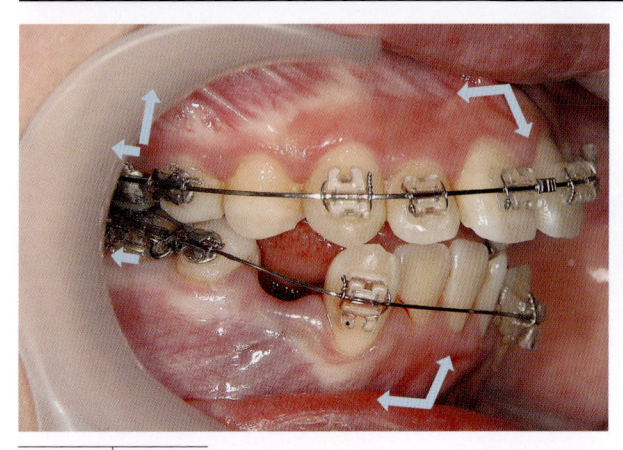

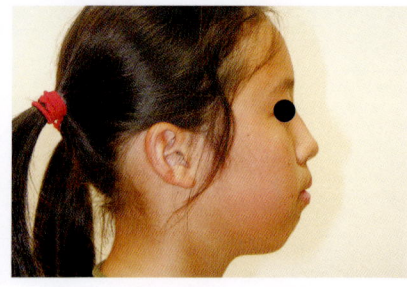

症例2-a、b　症例は上下口唇の突出を伴うAngle class II with skeletal class II high angle caseであるが、上下顎臼歯、前歯を後方に移動し、上顎臼歯を圧下し、前歯をカップリングさせなければいけない難症例である。

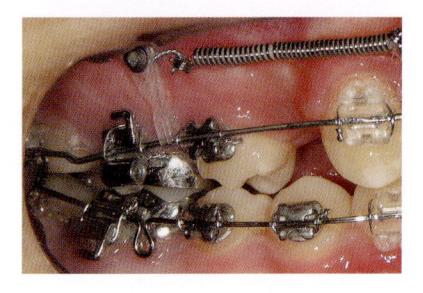

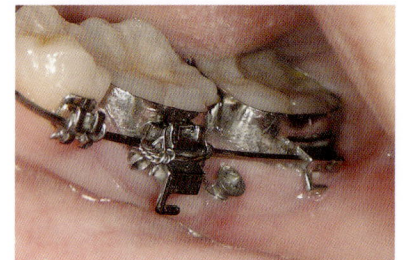

症例2-c　症例2-d

症例2-c、d　犬歯の垂直的位置のコントロールのために上顎はミニスクリューを6 5|間、|5 6間の根尖側に埋入した。これは上顎臼歯を圧下するためである。下顎は7 6|間、|6 7間の歯冠側部にミニスクリューを埋入した。これは、臼歯を遠心移動するためである。

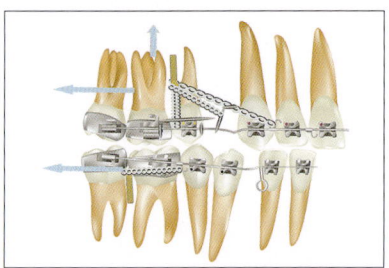

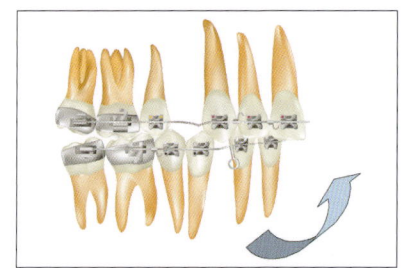

症例2-e　症例2-f

症例2-e、f　下顎が反時計回りに回転し、前歯が閉じてきてアンテリアカップリングを可能にし、下顎が前方に移動してII級骨格関係を改善する動き（スローインパクト）（図はLASソサイエティより引用・改変）。

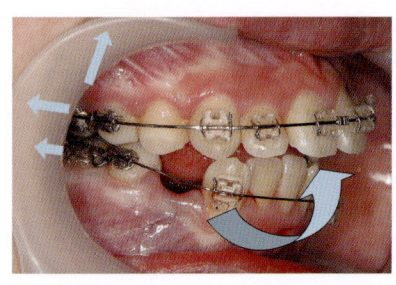

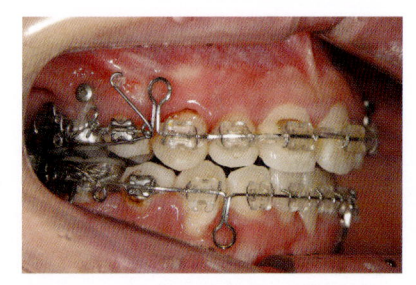

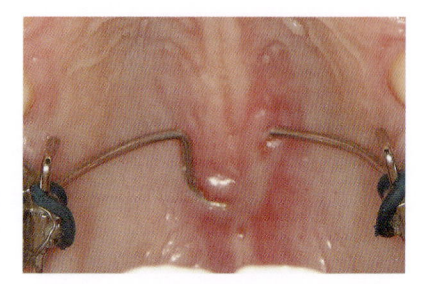

症例2-g　症例2-h

症例2-g、h　この症例においても臼歯を遠心に送りながら圧下を行い、それによって前歯が閉じてきて良好なアンテリアガイダンスが起きてきているのがわかる。このような挙動は、従来の矯正治療では難しかった動きである。

症例2-i　上顎臼歯が圧下しているひとつの証拠として、口蓋粘膜から3mmほど離して装着していたトランスパラタルバーが粘膜に埋没しようとしているのがわかる。

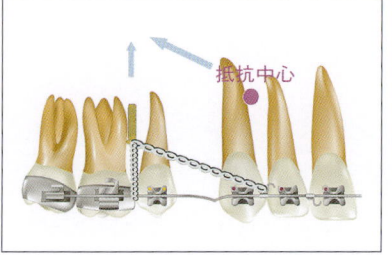

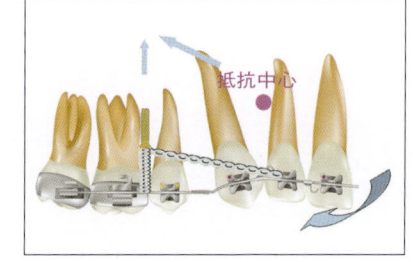

症例2-j　症例2-k

症例2-j、k　側切歯、犬歯の根尖付近の抵抗中心を中心に、前歯群が回転してしまう。（図はLASソサイエティより引用・改変）

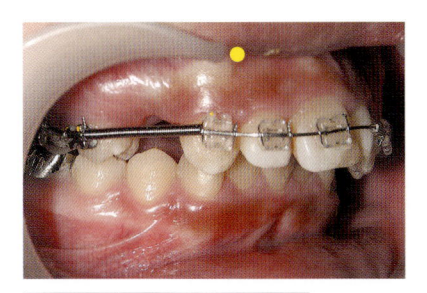

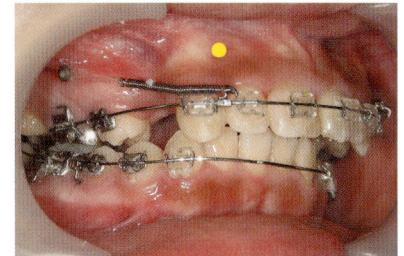

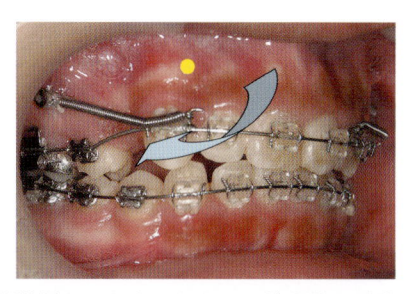

矯正用インプラントの考え方

症例2-l | 症例2-m | 症例2-n　症例2-l～n　1回のアポイントミスにより2ヵ月間放置してしまったため、前歯群が正常な歯軸を失い、回転してしまっていることがわかる（黄色の丸印は抵抗中心）。

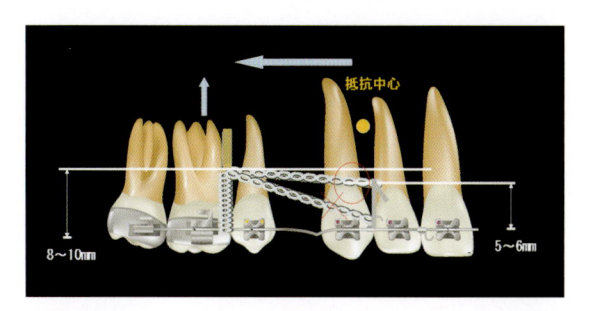

症例2-o　前歯が回転する挙動への対応として、ブラケット－インプラント間の距離を8～10mm、前歯群を牽引するフックとワイヤーとの距離を5～6mmに設定することが勧められる。

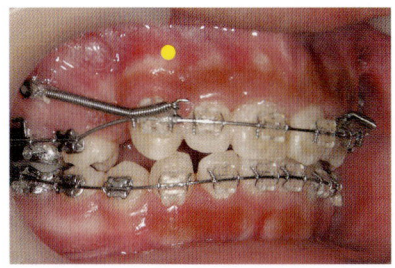

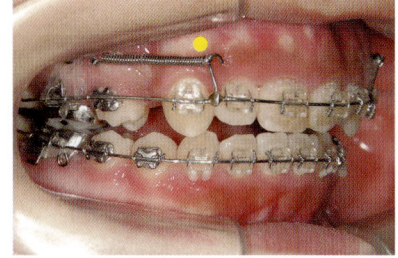

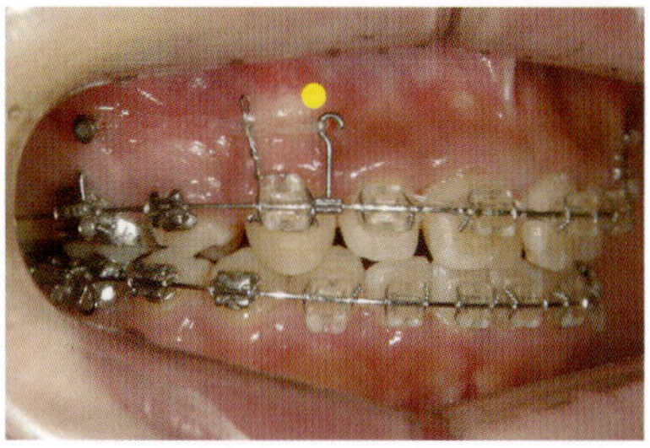

症例2-p | 症例2-q | 症例2-r　症例2-p～r　フックの高さを調整することで、適正な前歯の歯軸を取り戻すことができつつある（黄色の丸印は抵抗中心）。

を回復することができつつあった（症例2-p～r）。

まとめ

筆者の考えるミニスクリューの埋入位置は、矯正学、咬合学的理由によって決定され、できるだけ治療が単純化されることが優先される。しかし、そこには解剖学的限界が存在し、その対応として行った埋入位置には歯周環境的な配慮が必要となることがあり、またそれによって発生した矯正学的な不要成分に対しては矯正学的メカニズムで対応しなければいけないと考えている。

治療咬合について、その臨床的指標のひとつであるアンテリアガイダンスの確立に絞ってインプラント矯正についての私見を述べさせていただいた。インプラントアンカーを用いた矯正治療が、咬合を改善する手段として確立するようにこれからも挑戦していきたいと思う。

参考文献

1. 山崎長郎, 本多正明. 臨床歯周補綴Ⅱ. マニュアル＆クリニック. 東京：第一歯科出版, 1992；162.
2. 米澤大地. 咬合調整と補綴物の咬合面形態. QDT. 2005；30(11)：106-113.
3. Park HS. An anatomical study using CT images for the implantation of micro-implants. Korean J Orthod. 2002；32：435-441.
4. 本吉 満（著）, 清水典佳（監修）. テンポラリーアンカレッジディバイス(TAD)による矯正歯科治療. 埋入手技と治療のメカニクス. 東京：クインテッセンス出版, 2006；11.
5. Schudy FF. The Rotation of The Mandible Resulting from Growth：Its Implications in Orthodontic Treatment. Angle Orthod. 1965；35：36-50.
6. 朴 孝尚, 古賀正忠. マイクロインプラントアンカレッジ(MIA)を用いた矯正歯科治療. 絶対的固定源が生みだすメカニクスの世界. 東京：砂書房, 2002；35.
7. Park HS, Kwon TG. Sliding mechanics with microscrew implant anchorage. Angle Orthod. 2004；74(5)：703-710.

会員発表

フラップレスインプラント埋入 —その成功の分岐点—

皆川 仁

皆川歯科クリニック

はじめに

インプラント治療における即時埋入、即時修復、即時負荷は、現在のニューコンセプトであり、徐々に臨床応用されてきているのは誰しもが認めるところである。しかし、これらを長期的で安定した審美補綴という観点からみた場合、どう評価されるべきであろうか。

本稿では、フラップレスインプラントにおける成功の要件(表1)を解説する。それとともに、われわれアジア系民族には、この技法は不向きであることも、症例を通して解説していきたい。

左右臼歯部へのインプラント埋入(症例1)

患者は63歳の男性。義歯を嫌い来院された。主訴は臼歯部で噛めるようになりたい、上顎前歯部の治療をやり直してほしいとのこと。口腔内の状態は、両側臼歯部が崩壊し、臼歯部に垂直的なサポートがないためにその負担はすべて前歯部で補っており、前噛みの状態であった(症例1-a、b)。そのためインプラントによる咬合の挙上を行う計画とした。

ブラキシズムもあり、臼歯部に適切なストッパーを確保するため、最初に左右臼歯部にインプラントを埋入した(症例1-c)。中心位で咬合器にリセットし、インサイザルピンを3mmバイトアップした(症例1-d)。その後プロビジョナルレストレーションで約1年経過観察し、TMJや周囲筋機構に違和感がなく、臼歯部での適切な咬合が確保されてきたところで、審美ゾーンである上顎6前歯部の修復補綴へと移行した(表2)。

上顎前歯部の修復補綴

本症例は唇側の歯肉が厚く、根尖部に病巣もなく、骨の状態も良いという条件が十分に揃ったケースである(症例1-e、f)。

通法どおりに、ペリオトームを用いて唇側の層板骨を保存した抜歯を行う(症例1-g)。次に舌側の骨壁に沿うようにして順にドリリングしたのち、方向・深さの確認を行い(症例1-h)、インプラントを埋入する。その後、インプラントとのギャップに骨補填材料を填入することで、歯肉の倒れこみと骨吸収からの保護を行う(症例1-i)。さらに、審美的な配慮と、骨補填材料の流出を防止するために義歯を装着する(症例1-j)。即時に負荷をかけないようにし、また抜歯窩を十分カバーできる設計とした(症例1-k)。ペリオトームで周囲骨に侵襲を加えない抜歯を行い、インプラントをフラップレスで埋入し、血餅と骨補填材料を混合させたためか、痛みや腫脹はほとんどなかった。

3ヵ月間義歯を装着してもらい、十分な歯肉の安定を確認したうえで最終印象に入る(症例1-l、m)。3 2|はインプラント間の距離が1mm程度しかない。最終補綴物の1|1の状

表1 フラップレスインプラント埋入における成功の要素および有効でない外科術式

何が成功の要素であるか	有効でない外科術式
・Thick-flatであること ・抜歯窩の唇側骨が崩壊していないこと ・根尖病巣がないこと ・インプラントとのギャップを骨補填材料で充填すること ・歯頸ラインが歯冠側にあること	・挺出を行うこと ・ギャップが1.5mm以内であれば骨補填材料が必要ないこと ・根尖病巣を除去すれば即時に埋入できること

上記の成功の要素の逆は失敗のケースとなる。

３２|１にフラップレスでインプラント埋入を行った症例（症例1-a〜x）

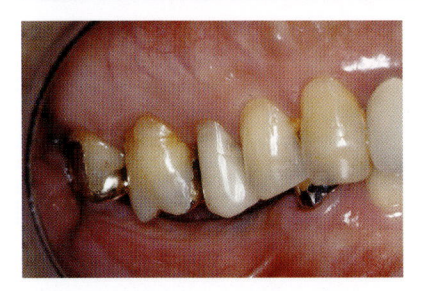

症例1-a①　初診時の右側。6|はクリアランスがまったくない状態である。

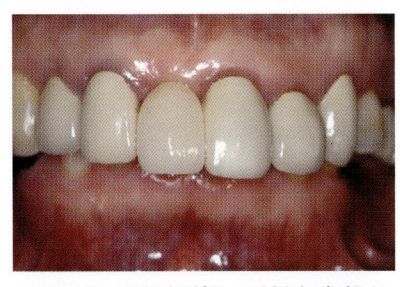

症例1-a②　同正面観。両側臼歯部が崩壊し、咬合高径が下がり前噛みの状態であった。

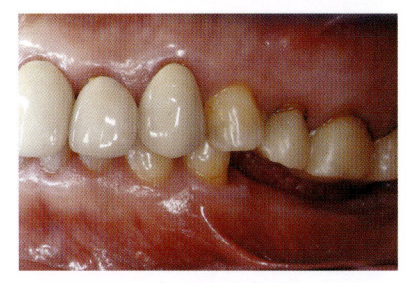

症例1-a③　同左側側方面観。右側と同様にクリアランスがない。

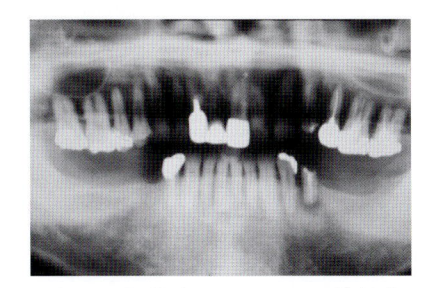

症例1-b　初診時のパノラマX線写真。このまま放置すると下顎前歯部の崩壊は時間の問題である。

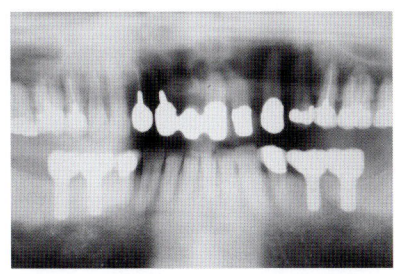

症例1-c　臼歯部にインプラントを埋入しバーティカルストップを確保した。左右上顎臼歯部はレベリング、抜髄を行った。

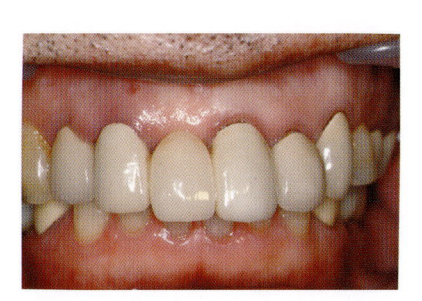

症例1-d　前歯部は３mm挙上しており、臼歯部にもできるだけクリアランスを確保した。

態に合わせるためにポンティック基底面をレーザーで歯肉切除し、高さ、幅、歯頸ラインの調整を行う（症例1-n〜p）。このときの調整は、レーザーのリバウンド効果を期待し、3回に分けて徐々にポンティックの基底面周囲の蒸散を行い、周囲組織と一体となるように微調整した（症例1-q、r）。

最終補綴のポンティック部の炎症がないことを確認したのちに、左上の歯肉レベルの調整を行う（症例1-s、t）。歯冠長延長術を行い、歯頸ラインを揃えるも、歯肉が厚く骨が低位置にあるためか、歯肉切除のみで十分であるとの診断をした（症例1-u）。そこで、レーザーで切開を行い、歯頸ラインより３mm下にフィニッシュラインを設定した。最終印象のガムラインは歯間乳頭が連続性を帯びており、審美的には問題ない状態で

表2　上顎6前歯に関しての治療計画

処置内容	注意点
①抜歯	３２|２の３本の抜歯
②フラップレスでのインプラント埋入	通法どおりに舌側壁に沿ったドリリング
③ギャップに骨補填材料填入	綿密にフィクスチャー周囲に圧接すると共に血餅で満たす
④ソケットデンチャーにて修復	骨補填材料と血液の流れを防ぐ目的
⑤歯冠長延長術	３＋３の範囲で歯頸ライン統一のために審美ゾーンのジンジバルレベリング
⑥オベイトポンティックのための歯肉トリミング	上顎切歯部ポンティック部位にレーザーで歯肉切除を行う
⑦最終修復物セット	3本のインプラントとポンティックにより前歯部インプラント修復を行う

あった（症例1-v）。

ここで３２|のインプラント間距離の不足からくる審美性について考えてみたい。X線からもわかるように、その距離は約１mmであり、従来のインプラント間の距離の最低３mm必要という原則[1,2]からは外れている（症例1-w）。それにもかかわらず、なぜこのように歯間乳頭が経年的に維持され続けているのであろうか

（症例1-x）。そこには垂直的な骨の維持効果でなく水平的な歯肉の厚さが関係していると思われる[3]。インプラント周囲には骨・歯肉ともにしっかりとした厚さが確保されていることが最適な条件であり、その条件下での予後が安定した結果となるのは当然の理である。しかし、骨が薄くても、あるいは存在しなくても、インプラント周囲にしっかりとした

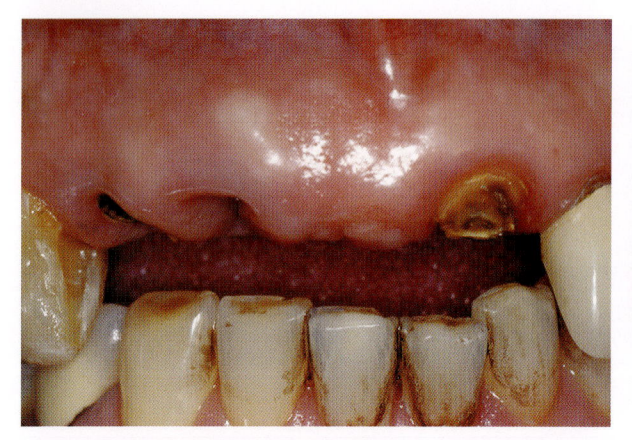

会員発表

症例1-e 上顎前歯部正面観。歯肉縁下までカリエスのため3本とも抜歯の予定。

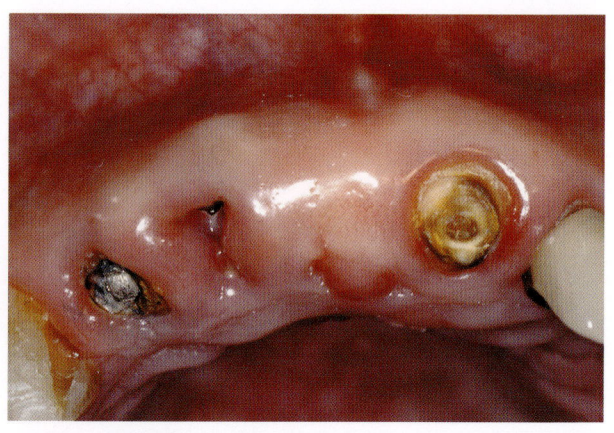

症例1-f 同咬合面観。歯肉は十分に厚く、インプラントを埋入するための環境は十分である。

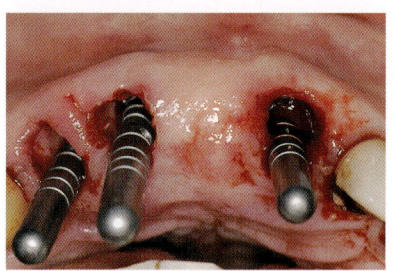

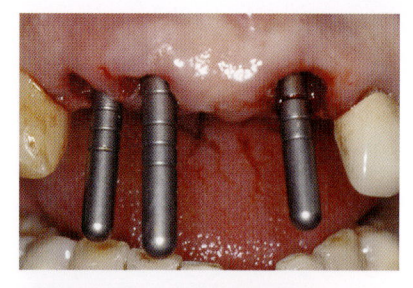

症例1-g｜症例1-h

症例1-g 唇側の歯槽骨を崩壊させないように、ペリオトームで抜歯を行う。唇側骨とのギャップは、3mmであった[4]。

症例1-h ラウンドバーで舌側寄りにマーキングし、深さと方向の確認をする。

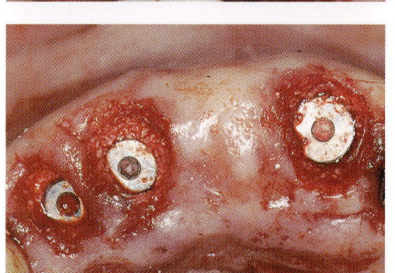

症例1-i インプラントとのギャップに骨補填材料を填入し、唇側の歯肉の倒れこみを防ぐ[4]。

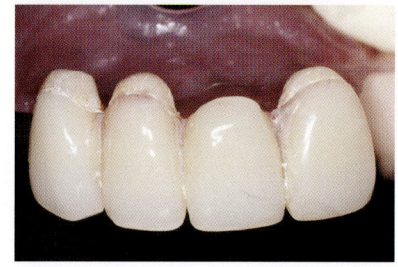

症例1-j 骨補填材料の維持のために、義歯で流出保護を行う設計とする。

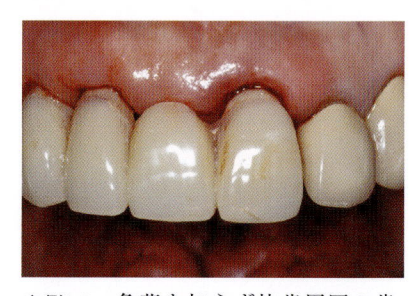

症例1-k 負荷を加えず抜歯周囲の歯肉に触れないように、義歯を調整する。

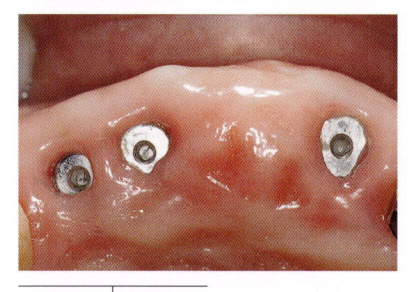

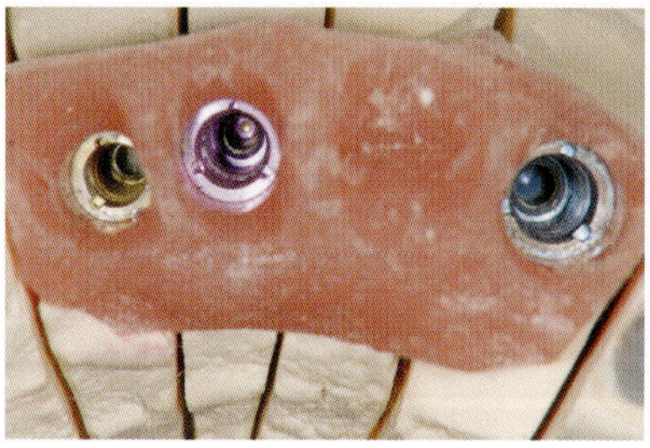

症例1-l 3ヵ月後の状態。プラットフォーム全体を歯肉が覆っており、歯肉との厚さも確保されている[4]。

症例1-m 最終印象時の状態。歯根本来の直径に近いインプラントが埋入されている。 3 2 のインプラント間の距離が短いことに注目。

症例1-l｜症例1-m

歯肉様組織があれば、十分にそのインプラント周囲組織の維持が確保できるのではないであろうか。

われわれアジア系民族は、薄い歯肉の人種である。したがって、インプラントを埋入する際にはなおさら周囲歯肉の退縮という問題と戦わねばならない。そこが上顎前歯部という審美ゾーンであれば、なおさら必要にして十分な骨と歯肉を作ることが不可欠と言えるであろう。

本症例は、確かに骨の状態も歯肉の状態も厚く、根尖部周囲の病巣もない良好なケースであり、それゆえにフラップレスでも成功したと言える。また、追加事項として、抜歯後のギャップが1.5mm以内であっても、審美ゾーンにインプラントを埋入するならば、必ず骨補填材料を填入し、さらなる骨の厚みを確保するべきであると考える。

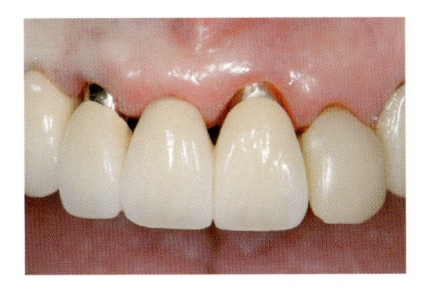

フラップレスインプラント埋入―その成功の分岐点―

症例1-n　アバットメントを装着し、ポンティックの調整の量を見極める。ポンティックの歯肉の量は十分である。

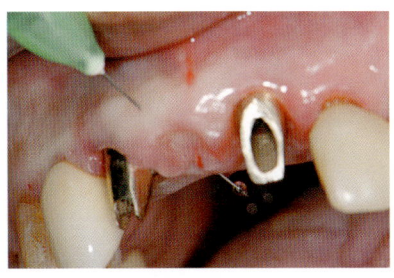

症例1-o　オベイトポンティックにするため、浸潤麻酔を行う際に歯肉の高さと厚さをチェックする。

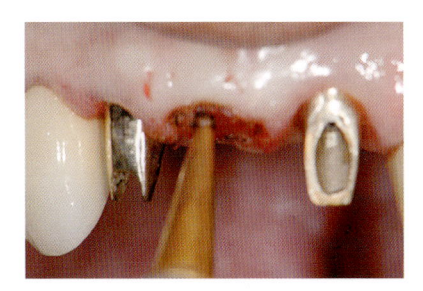

症例1-p　十分な厚さのためにレーザーで歯肉整形を行い、高さの調整をする。

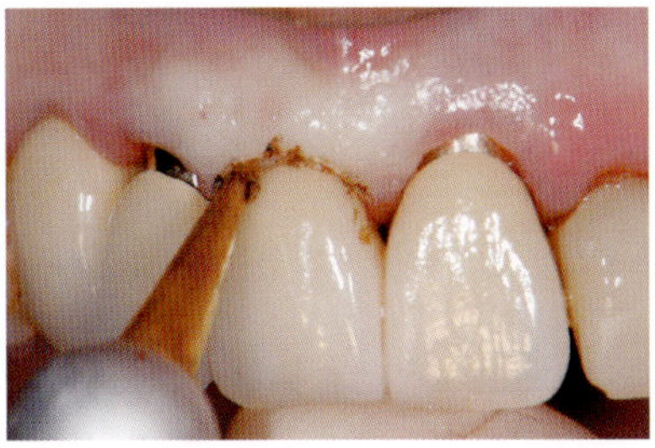

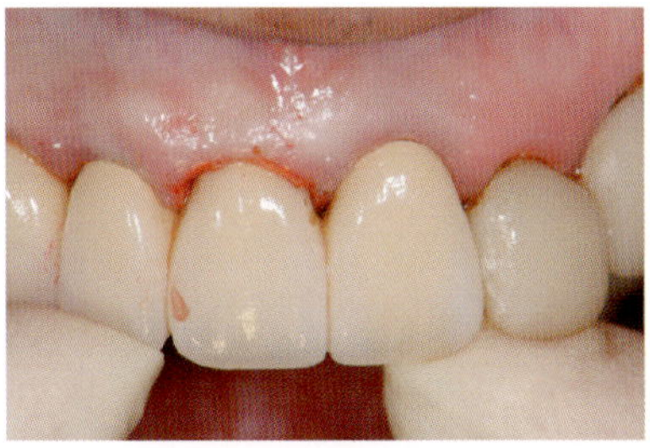

症例1-q　次に歯肉の幅の調整と歯頸ラインの一致を図るため、歯肉切除を行う。

症例1-r　切歯の歯頸ライン調整後の、周囲補綴物のフィッティングの確認。

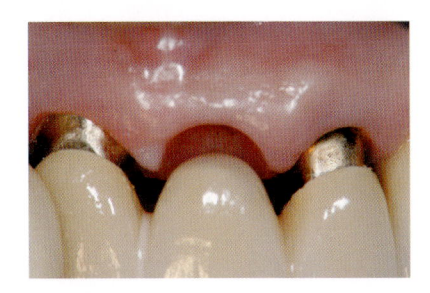

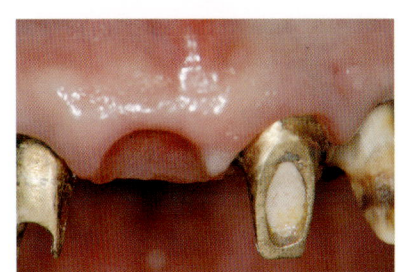

症例1-s　2週間後。歯間乳頭を確認し、炎症の状態を観察する。

症例1-t　補綴物を外した状態。歯頸ラインは統一され、炎症もない。

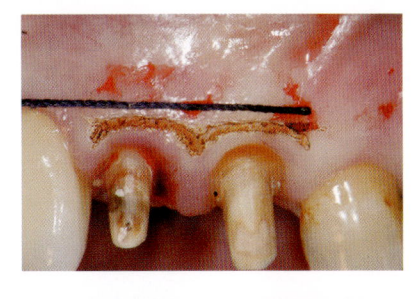

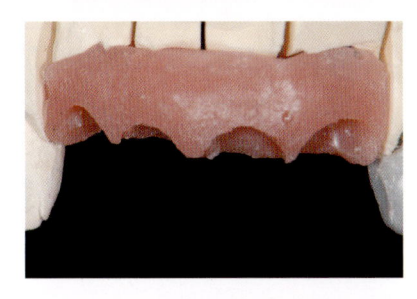

症例1-u　さらに周囲歯肉レベルとの調和を図るために歯肉切除を行う。

症例1-v　印象後の状態。歯間乳頭は連続性を帯びている。

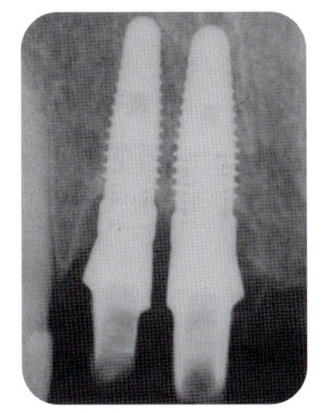

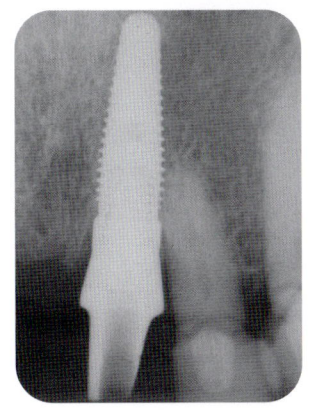

症例1-w①、②　最終補綴物装着後約1年のデンタルX線写真。３２｜はインプラント間の距離がないためか、骨吸収が起きているのが見られる[5]。

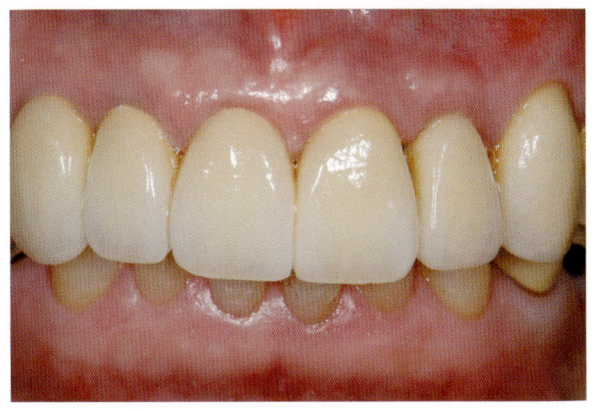

症例1-x　最終補綴物装着後1年の状態。３２｜１がインプラント。歯肉が厚いためか、インプラントの距離が短くても３２｜は十分な歯間乳頭を確保している。

会員発表

フラップレスでインプラントを埋入し、術後5年で唇側骨が吸収した症例（症例2）

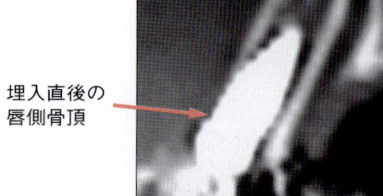

埋入直後の唇側骨頂

5年後の唇側骨頂

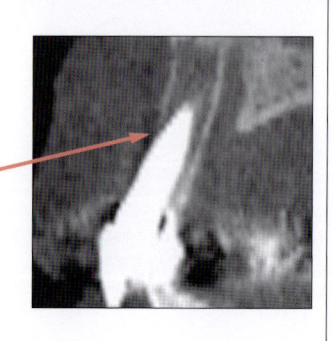

症例2　術直後と5年後のフラップレスインプラントの唇側骨の比較。CT上では5年後に唇側の層板骨が約3.5mm吸収していた。

おわりに

近年、フラップレスインプラント埋入が流行りとなっているが、術前の診断をしっかり行うべきであろう。今回のケースは、上顎前歯部にインプラントを埋入するための複数の条件が揃っていたが、このような症例はわれわれアジア系民族にはほとんどないといって過言ではない稀なケースであることを理解しておくべきである。

インプラント周囲に病巣があったり、唇側の骨が薄く歯肉の状況があまり良くないケースでは、フラップレスインプラントは避けるべきであろう。

さらには、歯牙を挺出させてインプラントを埋入する方法がよく施されているが、そこにできてくるのは骨ではなく骨様組織であり、肉芽であることを理解してほしい。であれば、骨造成という考え方からはフラップレスインプラントに挺出技術は意味のない術式ということになる。

また、フラップレスで早めに埋入することによってインプラント周囲の唇側の骨は保存できるという考えは否定されている[6]。インプラントにおける外科手技は、ワイドフラップで明視野が基本であり、骨の状態を見てフィクスチャーの埋入をすることが最優先されるべきである。フラップレスで行ったインプラント周囲の唇側の骨の高さは、作ることも守ることもできない（症例2）。であるならば、抜歯をし、ソケットプリザベーションをして3ヵ月待ってから埋入を行うべきであろう。

以上のように、筆者はフラップレスインプラントに対しては警戒心を持っている。

参考文献

1. Salama H, Salama MA, Garber D, Adar P. The interproximal height of bone : a guidepost to predictable aesthetic strategies and soft tissue contours in anterior tooth replacement. Pract Periodontics Aesthet Dent. 1998 ; 10（9）: 1131-1141.
2. Tarnow DP, Cho SC, Wallace SS. The effect of inter-implant distance on the height of inter-implant bone crest. J Periodontol. 2000 ; 71（4）: 546-549.
3. 野澤　健, 榎本紘昭, 鶴巻春三, 倉嶋敏明, 杉山貴彦. 生物学的比率の概念に基づくインプラント周囲組織のマネージメント. 2006 ; 13（2）: 11-28.
4. 皆川　仁. インプラント治療の予知性を高めるためのソケットプリザベーション. Part 2 Clinical Study. さまざまなソケットプリザベーションテクニック. 抜歯窩についての治癒課程とその保存方法. Quintessence DENT Implantol. 2006 ; 13（4）: 22-35.
5. Grunder U, Gracis S, Capelli M. Influence of the 3-D bone-to-implant relationship on esthetics. Int J Periodontics Restorative Dent. 2005 ; 25（2）: 113-119.
6. Araujo MG, Lindhe J. Dimensional ridge alterations following tooth extraction. An experimental study in the dog. J Clin Periodontol. 2005 ; 32（2）: 212-218.

シンポジウム1

牧草一人
寺本昌司
船登彰芳

埋入後早期におけるインプラント周囲の骨吸収
―Platform Switchingの臨床応用とその効果―

Bone Resorption in Implant Surroundings in Earliness after Placement—Clinical of Platform Switching Application and The Effect—

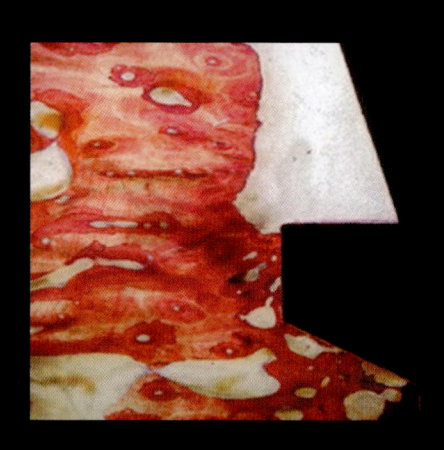

牧草一人（医療法人社団弘成会 牧草歯科医院、大阪歯科大学解剖学講座）
Kazuto Makigusa (Makigusa Dental Clinic)

寺本昌司（寺本デンタルクリニック、大阪歯科大学口腔外科学第2講座）
Masashi Teramoto (Teramoto Dental Clinic)

はじめに

第5回OJ総会では、「Biologic Width Revisited―天然歯からインプラントまで―」というタイトルで、
1. 天然歯周囲のbiologic width
2. インプラント周囲のbiologic width
3. Platform switching theory

について発表したが、1と2の内容に関しては、ザ・クインテッセンス2007年1月号にその詳細を掲載したので、ご参照いただきたい。そのため本稿では、1と2については要点のみとし、3を中心に論じることで本誌関係者各位の了解を得ている。

現在のインプラント治療において、成功の鍵はインプラント周囲組織の長期的な安定にあるといえる。すなわち、インプラント周囲の骨吸収とそれに伴う軟組織の退縮を最低限に抑えることが重要となる。しかしながら、実際の臨床において、機能開始後の初期(1年以内)において、インプラント周囲における約2mmの骨吸収は日常たびたび経験する現象である。

今回は、筆者らが行ってきた基礎的研究を基に、早期におけるインプラント周囲の骨吸収の原因を推察し、その防止にplatform switching理論が有効と考えた。そこで、実際の臨床にplatform switchingを取り入れ、いくつかの配慮と工夫を加えて良好な結果を得たので報告する。

1. 早期におけるインプラント周囲の骨吸収

従来、われわれはブローネマルクシステムを踏襲する類似のシステムを使用した多くの症例において、アバットメント連結後早期にインプラント周囲でソーサリゼーションと呼ばれる歯槽頂部の骨吸収を経験してきた[1]。

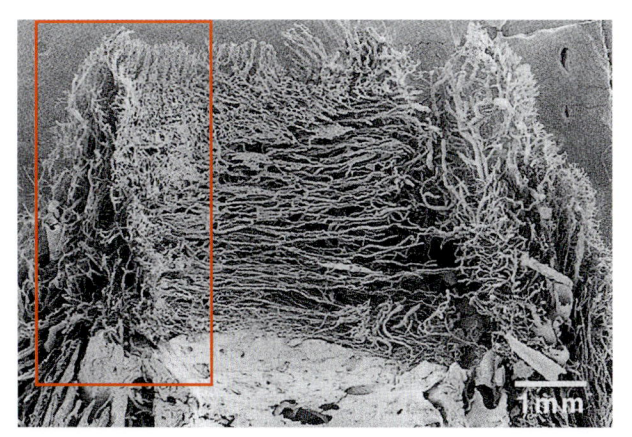

図1 インプラント周囲におけるbiologic width。（文献7より引用）

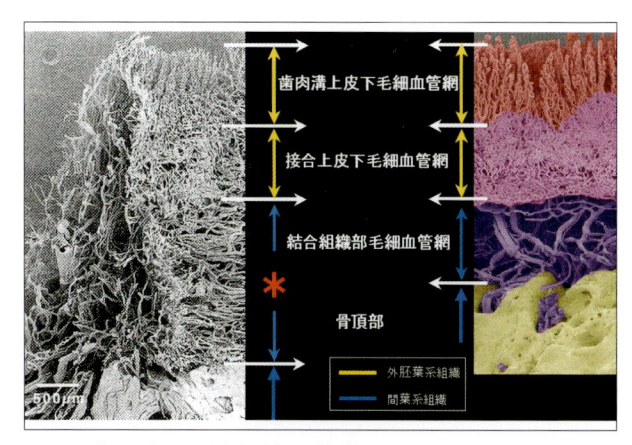

図2 インプラント周囲と天然歯におけるbiologic widthの比較。（文献6および7より引用・改変）

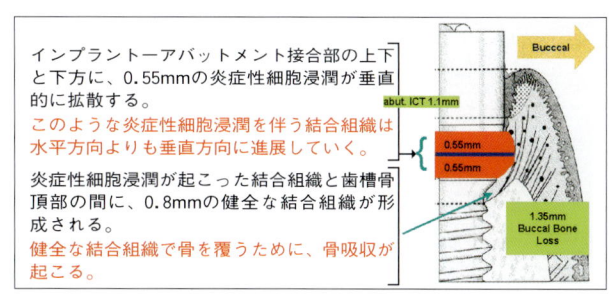

図3 インプラント-アバットメント接合部(IAJ)における炎症性細胞(ICT)浸潤。（文献8より引用・改変）

このインプラント周囲の骨吸収の原因としてさまざまな要因が挙げられてきたが、何がもっとも大きな原因なのか、また複数の原因が関与しているのか、すべてが原因なのかは未だ結論に至っていないのが現状である[2]。

筆者らは、治療計画や手術手技といった術者の技量や感染などによるものは、特別な場合と考えて今回は除外した[3,4]。また、インプラントシステムに起因するものであるという説は未だ根強いが、過去筆者らは、ブローネマルクシステム以外の複数のインプラントシステムを用いた症例でもソーサリゼーションを経験している。

以上のことから、筆者らは、ソーサリゼーションの原因はインプラント体そのものの要素だけではなく、生体側の要素(biologic width、bio type)との相乗効果によって起こると考えた。そこで、天然歯およびインプラント周囲におけるbiologic widthをあらためて検証することにより、ソーサリゼーションの原因について考察を加えた。

2. Biologic Width Revisited

筆者らは天然歯におけるbiologic widthを立体的に観察した[5]。その結果、歯槽骨頂部付近の血流は、
(1) 歯根膜から結合組織性付着部へ
(2) 歯槽骨から歯根膜を経て結合組織性付着部へ
(3) 歯槽骨から直接結合組織性付着部へ
という3通りの経路が存在した[6]。つまり、天然歯における結合組織性付着部の血管系は、周囲組織と密接に連携しており、血流が非常に豊富であるといえる。そして

biologic widthの臨床的意義とは、
(1) 歯の周囲において外界と生体内を区分し、生体の生物学的バリアとして働く
(2) 歯槽骨頂部における骨のリモデリングを制御し、軟組織の足場となる
ということになる[7]。

一方、インプラント周囲組織を観察すると(図1)、歯肉溝上皮および接合上皮の部分では、天然歯と同様な血管構築が認められる。しかし結合組織の部分は血管構築が大きく異なっており[8]、血管はインプラントを避けて、取り囲みながら走行している。チタン製のインプラント周囲には歯根膜は存在しないことから、インプラント周囲の循環血液量は天然歯と比べて大きく減少し、血液量を確保するために、その厚みを増した結果、結合組織の幅径が約2倍に変化したものと考えられる(図2)。

さらに、ブローネマルクシステムを踏襲する2回法のインプラントシステムは、アバットメントを連結するという外傷性の刺激により、インプラント体とアバットメ

シンポジウム1

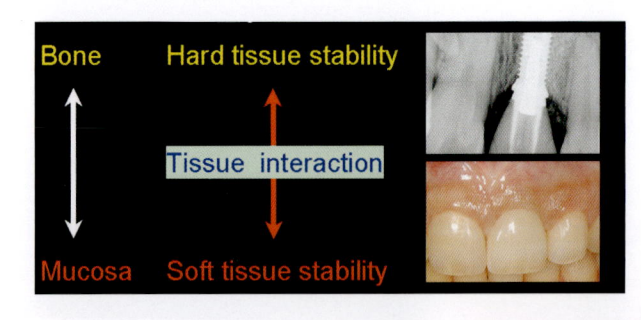

図4　インプラント周囲の骨と軟組織の安定。

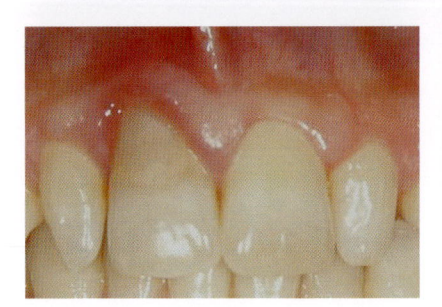

図5-a　術前口腔内所見。歯肉の炎症と退縮が著しい。

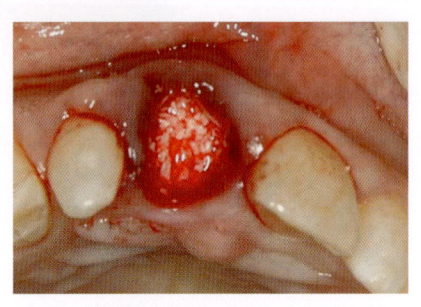

図5-b　抜歯と同時にソケットプリザベーションを施行。抜歯窩の骨吸収を防止することは非常に重要である。

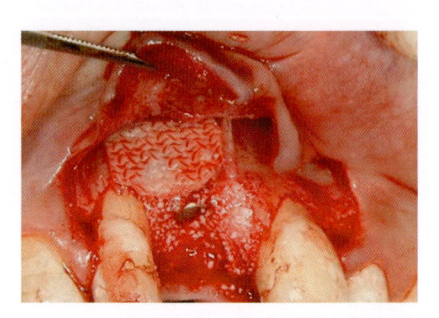

図5-c　一次手術時口腔内所見。埋入時にさらにGBRを施行し、バイオタイプを強化することにより、硬組織への対応を完結させておく。

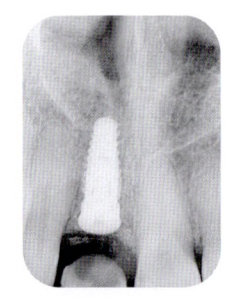

図5-d　一次手術後X線所見。理想的な埋入ポジションがインプラント補綴を成功に導く鍵になる。

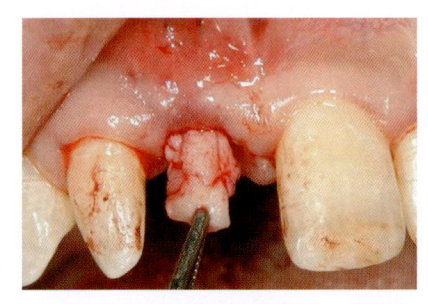

図5-e　二次手術時口腔内所見。軟組織の不足に対してCTGを施行。二次手術時に軟組織への対応を完結すれば、手術回数は最小限となる。

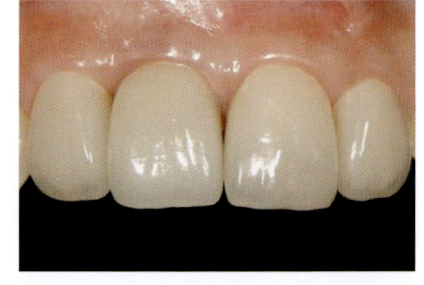

図5-f　上部構造装着後2年経過時口腔内所見。調和のとれたスキャロップラインが得られ、ロングコンタクトにすることなく乳頭部の閉鎖も達成されている。

ントとの結合部（以下IAJ）に炎症性細胞浸潤が起こり、これを包埋するために、健全な結合組織が周囲に伸展し、その結果厚みが増加する（図3）[9]。

これら2つの原因で、結合組織のスペースが増し、そのスペースを補償するためにインプラント周囲の骨は吸収する。筆者らは、このことこそがソーサリゼーションの本質であると結論づけた。

3. Platform Switching Theory

1) Tissue Interaction

前項で述べたとおり、歯槽骨頂部の骨吸収は、生体において生物学的要求である結合組織性付着部の幅を確保するために起こる。すなわち、骨と軟組織には相互作用があり、軟組織を退縮させないためには、インプラント周囲に十分な量の骨が必要である[10]。また、軟組織の厚みが確保され、軟組織が安定すれば、骨吸収は起こりにくく、インプラント周囲の骨レベルは安定すると言える。

インプラント周囲組織の安定を考えるうえで、両者の安定は必要不可欠であり、片方が欠落すれば、もう片方にも影響が及び、結果としてインプラント周囲の骨吸収をきたすのである（図4）。したがって、実際の臨床では、手術の各ステージにおいて対象となる組織に対して十分に配慮することが成功の鍵となる（図5）。

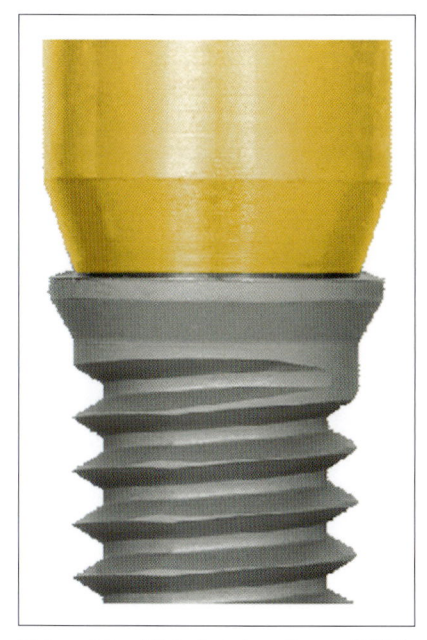

図6 インプラントのシーティング径よりもワンサイズ小さな補綴コンポーネントをコネクションする。その目的はインプラント-アバットメント接合部をインプラントショルダーから内方に移動させることである。

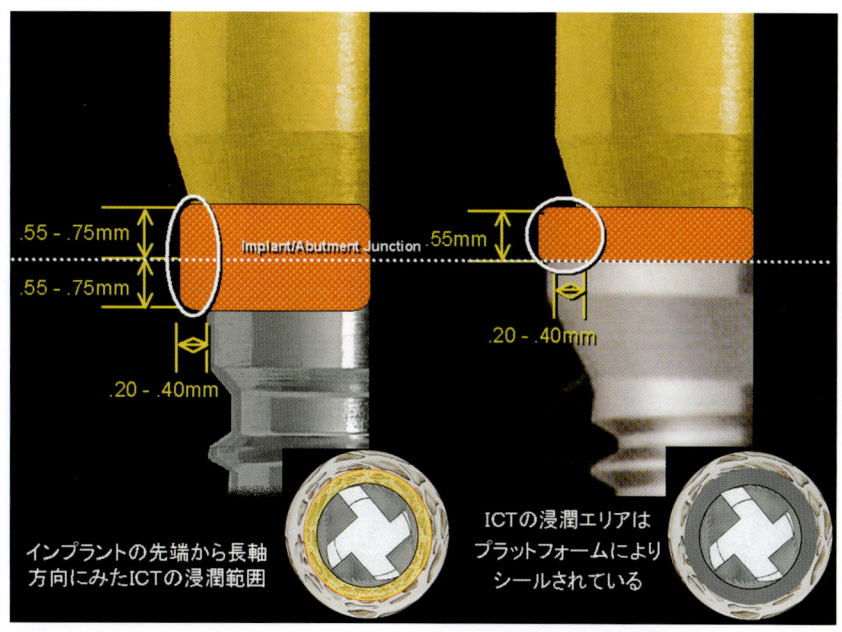

図7 インプラントの先端から長軸方向にみたICTの浸潤範囲(図左)。ICTの浸潤エリアはプラットフォームによりシールされている(図右)。(3iUSAより提供)

2）Platform Switchingのコンセプト

かつて、Implant Innovations Inc.（3i）社は、ワイドダイヤメーターのインプラント（5.0mm、6.0mm）の導入初期に、それらのプラットフォームに一致するアバットメントの製造が間に合わず、標準径の上部構造が装着されるという混乱が生じた時期があった。しかし、興味深いことに、このようなインプラント修復を行った症例は通法どおりの症例と比べてX線的に長期的な骨吸収が少ないという結果が得られた[11]。

これを受けて、ソーサリゼーションを防ぐことが可能ではないかとの考えから、インプラント体の口径よりも小さい口径のアバットメントを装着する、というplatform switchingが考案された（図6）。

Platform switchingを行うことにより、IAJは内側へ移動し結合組織の厚みを側方へ伸展させ、循環血液量を確保することができ、同時にICT（inflammatory cell tissue）の浸潤範囲をプラットフォームより上方へ移動させ、骨から遠ざけることが可能になる。その結果、軟組織はダウングロースしてICTを封印する必要がなくなり、先に述べたソーサリゼーションの原因を補償することで骨のリモデリングも最小になると考えられる（図7）。

3）Platform Switchingにおける利点と注意点

Platform switchingの利点は以下の2つに集約される。1つ目は、ショートインプラントにおけるBICの確保である。インプラントの長さにかかわらずソーサリゼーションは避けたい変化であるが、とくにショートインプラントでは歯槽骨頂のわずかな骨吸収も成否に影響をおよぼす。2つ目は、前歯部における有用性である。Platform switchingによって軟組織の問題は硬組織に影響をおよぼさず、硬組織の安定は軟組織の安定を生む。したがって、審美領域ではとくに有用である。

また、本来の応用方法ではないが、複数のインプラントが近接したときに、サイズの小さなアバットメントを連結することで、インプラント間の距離を補正するレスキューテクニックとして用いる場合もある。

以上の点から、どのようなケースにおいてもplatform switchingを用いるべきと思う読者もいるかもしれないが、骨・付着歯肉が豊富に存在するケースでは採用する必要はない。

シンポジウム1

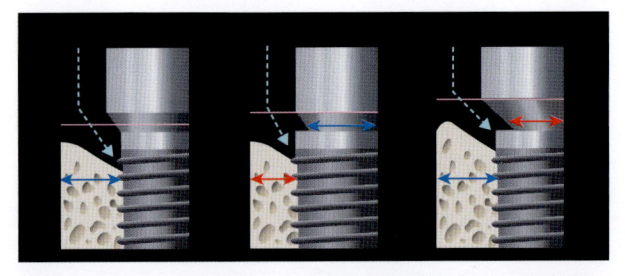

図8 Platform switchingにおけるパラドックス。望ましい径のアバットメントを使用してplatform switchingしようとするとインプラントの径を大きくしなければならず、骨の余分な削除が必要になる（図中）。インプラントの径を変えずにplatform switchingしようとするとアバットメントのプロファイル径が小さくなってしまう（図右）。

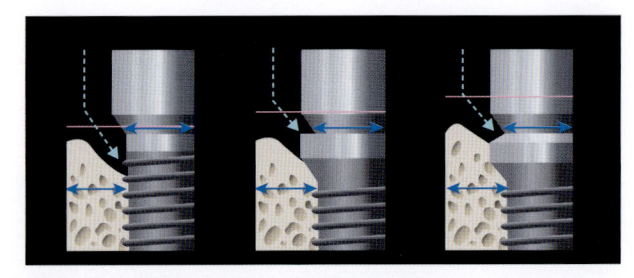

図9 パラドックスの解決法。拡張されたプラットフォームをもつインプラント体であれば、インプラントの径もアバットメントの径も変わらない（図中）。さらにプラットフォームにベベルを付与すればIAJはさらに上方に位置し、軟組織のなじみも良くなると考えられる（図右）。この場合はフルラフサーフェイスのインプラント体が望ましい。

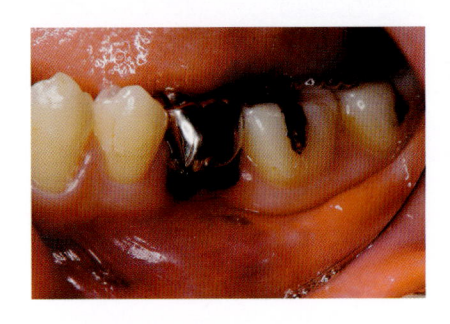

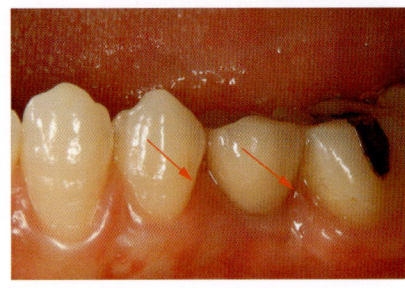

図10-a 図10-b

図10-a 術前の口腔内所見。後継永久歯の先天性欠損に伴う残存乳歯の動揺がみられた。

図10-b インプラント埋入から3年経過時口腔内所見。両隣在歯との間の歯間乳頭および頬側粘膜の安定が認められた。

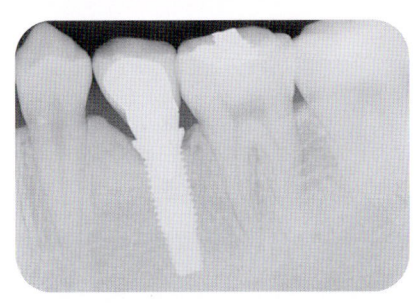

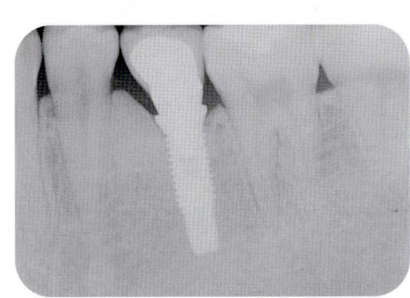

図10-c 図10-d

図10-c 上部構造装着時にはソーサリゼーションが認められた。

図10-d 3年経過時には骨組織の造成がうかがえた。

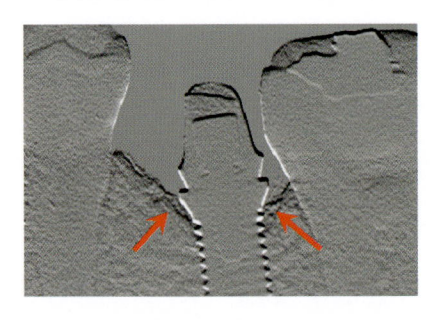

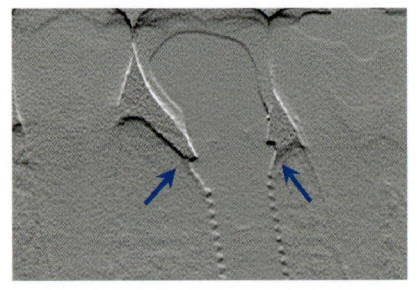

図10-e 図10-f

図10-e、f エンボス処理したX線画像。3年後の所見（f）と印象採得時（e）を比較してみると、歯槽頂の骨ラインはスムーズであり、プラットフォームの高さまで成熟した骨組織が存在している。

　また、platform switchingには注意点も存在する。とくに強調すべきは、骨や軟組織の絶対量の不足を補うものではないということである。そのような場合には、前述したように前もって不足する組織への対応が必要になることは言うまでもない。
　さらに、platform switchingには本質的な問題点がある。すなわち、大きな径のインプラントを埋入するか、小さな径のアバットメントを連結しなければ成立しないことである（図8）。つまり、補綴的に望ましい径のアバットメントを使用してplatform switchingしようとすると、インプラントの径を拡大しなければならず、そのために骨を余分に削除する必要が生じる。逆にインプラントの径を変えずにplatform switchingしようとするとアバットメントのプロファイル径が小さくなってしまうと

50

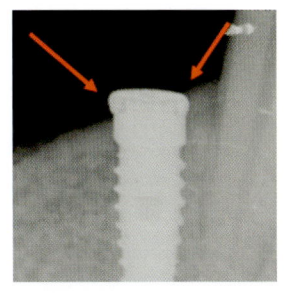

図11-a　エクスターナルコネクションシステムのカバースクリューは骨の余分な削除(右矢印)や粘膜スペース減少(左矢印)の原因となる。

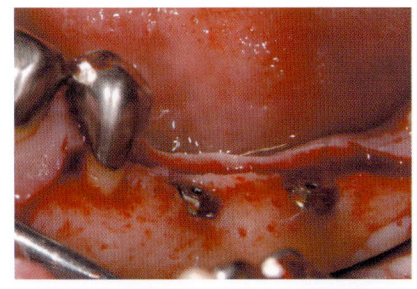

図11-b　2本のインプラント体は近遠心側および舌側がサブクレスタル、頬側がクレスタルに埋入され、ヘッドレスカバースクリューが装着されている。

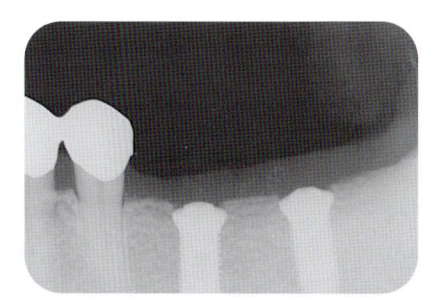

図11-c　一次手術後のX線所見。ヘッドレスカバースクリュー上端と歯槽骨頂が一致するようにインプラントが埋入された。

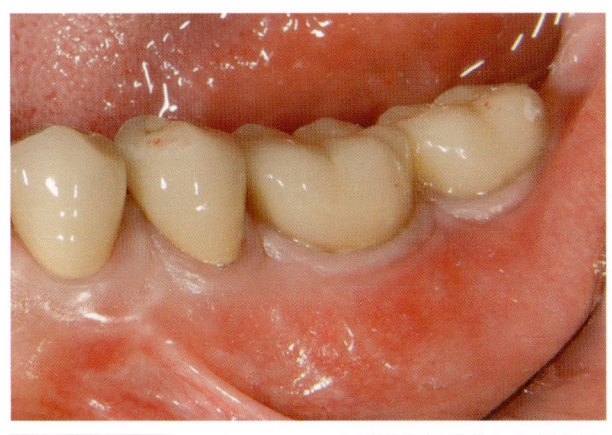

図11-d｜図11-e　図11-d、e　上部構造装着後3年経過時の口腔内所見およびX線所見。インプラント周囲の組織は安定しており(d)、骨組織の成熟がうかがえる(e)。

いうパラドックスに陥る[10]。

その解決策として考えられるのは、拡張されたプラットフォームを持つインプラント体を用いることである(図9)。このデザインのインプラントなら、インプラントの径とアバットメントの径を変えずにplatform switchingが可能となる。

4) Platform Switchingの臨床応用

筆者らは、3年以上前にplatform switchingを導入したが、当時は軟組織の安定を目的として行った。しかし、X線的に経過を観察すると骨レベルの温存と安定が得られた(図10)。

さらに、カラー部までフルラフサーフェイスのインプラント体を用いることで、骨レベルの維持あるいは機能後の骨レベルの上昇が高確率で得られた。同時に、骨の造成を阻害しないという目的で(とくにエクスターナルコネクションシステムのインプラント体を使用する際には有効であるが)、ヘッドレスカバースクリューを多用した(図11)。

その結果、プラットフォーム周囲に良好な骨の添加は得られたが、二次手術時に高頻度でボーンプロファイリングの必要性が生じた。そこで、ボーンプロファイリングを最小限にとどめ、プラットフォームの損傷を避けるためにヘッドレスカバースクリューの代わりにワンサイズ小さなカバースクリューを装着する方法を試みた(図12)。この症例では、3年経過後の時点で、動物実験と同様に骨はプラットフォームのレベルで完全に温存されている(図13)。

これらの検証を経て、platform switchingの有効性を確信し、審美性が要求される前歯部に応用したところ、良好な結果が得られた(図14)。

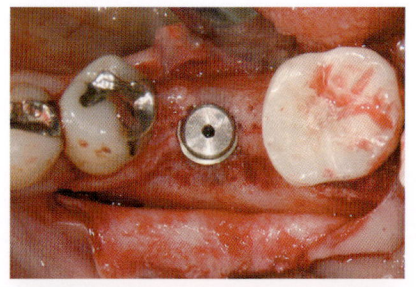

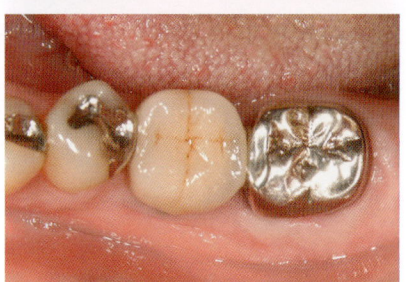

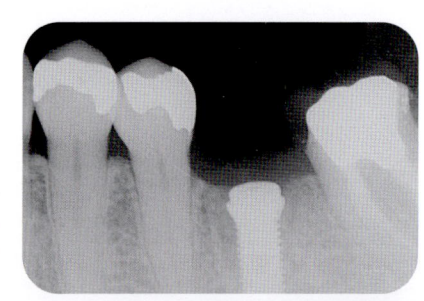

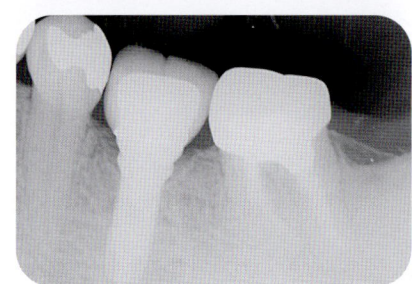

図12-a　インプラント埋入時の口腔内所見。プラットフォームよりもワンサイズ小さなカバースクリューを装着した。

図12-b　aのデンタルX線像。

図12-c　上部構造装着時の口腔内写真。

図12-d　上部構造装着後1年経過時のデンタルX線写真。顎堤が狭小であったにもかかわらず、骨が温存されている。

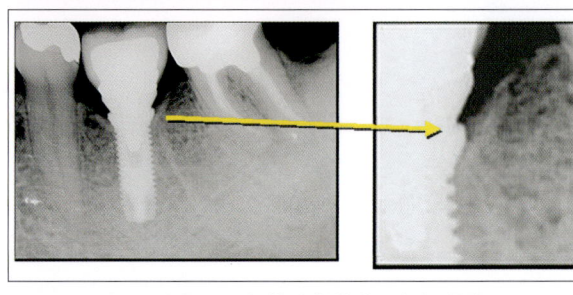

図13-a　図12の症例の上部構造装着後2年経過時のデンタルX線像とその拡大像。インプラント周囲の骨はさらに成熟し、皮質骨の形成が認められる。

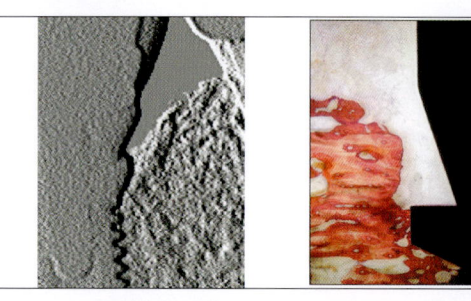

図13-b　aの画像処理像およびTrisiによるイヌにおけるplatform switching後3ヵ月時の組織標本。（3iUSAより提供）

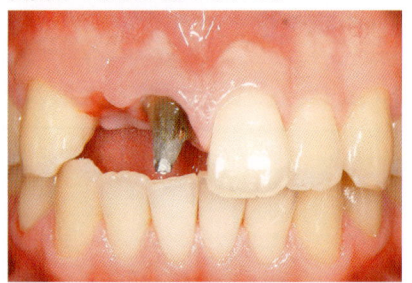

図14-a　術前口腔内写真。

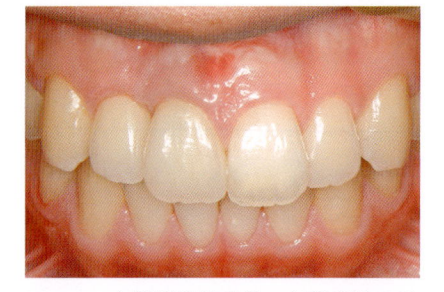

図14-b　上部構造装着後1年経過時口腔内写真。隣在歯や歯周組織との調和がとれた審美的なインプラント補綴が完了。

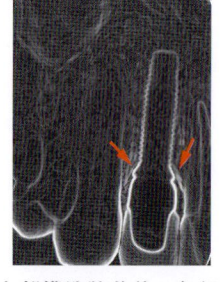

図14-c　上部構造装着後1年経過時X線写真の画像処理像。歯槽骨頂部の骨は温存されている。

5）Platform Switchingに適したインプラント体

Froumは全米中の著明なインプラントロジストにアンケート調査した結果をもとに、理想的なインプラントデザインを

1. テーパータイプ
2. インターナルコネクション
3. セルフタッピング
4. フルラフ or マシーンドカラー
5. バイオアクティブサーフェイス

と提唱していた[12]。このデザインの中でテーパー型のインプラントは、垂直的な調整が困難であり、解剖学的制限により精密な埋入深度を求める場合には、セルフタップ機能があり、ネジ山のピッチが短いparallel wall型のインプラントのほうが適していると筆者らは考えている。さらに、ショートインプラントにおけるBICの増加という点でもparallel wall型のインプラントのほうが有利である（図15）。また、Froumはスキャロップ型のインプラントとplatform switchingについてもその可能性を述

べていた。一方、Grunderらも両者について言及し、platform switchingの優位性を示唆していた[11]。

以上を考慮した結果、とくに日本人に多くみられるバイオタイプ（Thin Scallop）の症例においてはplatform switching専用システムで、ネジ山のピッチが短いparallel wall型のインプラントが、現時点では理想と考えられる。

おわりに

筆者らはインプラント治療を成功に導くためには3つのキーポイント下記のように考えている。

1. インプラント体そのものの要素
・Technology（信頼のおけるインプラントシステム）
2. 生体側の要素
・Human Based（医療面接）
・Biology（生物学的原理原則）
3. 術者側の要素
・Evidence Based（診査・診断・治療計画）
・Continuing Education（知識レベル・技術レベルの向上）

そのなかで、インプラント体そのものの要素であるテクノロジーは、今後もめざましい進歩を遂げるであろう。しかしテクノロジーがいかに進歩したとしても、不変の真理である生体側の要素にも目を向ける努力が必要である。本稿で述べたように、天然歯と同様に、インプラント周囲にも硬組織と軟組織には相互作用（tissue interaction）があり、両者は相互に連携して組織の安定（tissue stability）を保とうとしている。とくに、進化した現代のインプラント治療では、このような生体が保有する生物学的原理・原則を理解したうえで治療することが不可欠である。そして最後に術者側の要素、つまり術者自身の技術レベルと知識レベルを高めてゆくことで、筆者らが提唱するBiological Driven Implant Therapy（生物学主導型インプラント治療）が達成されると考えている。

なお、本稿の中で紹介するインプラント体および生体材料で、本邦での承認を受けていないものは、すべてインフォームドコンセントのうえ、患者の了解を得て使用している。

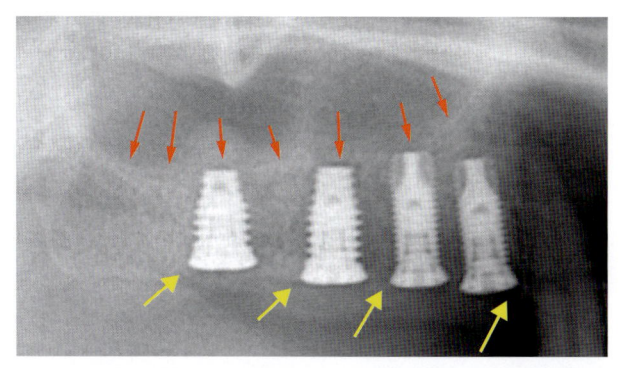

図15 解剖学的制限（赤矢印）により精密な埋入深度（黄矢印）を求める場合、self-tap機能がありネジ山のピッチが短いparallel wall型のインプラントのほうが適している。またparallel wall型のインプラントはBICの確保においても有利である。

参考文献

1. Adell R, Lekholm U, Rockler B, Branemark PI. A 15-year study of osseointegrated implants in the treatment of the edentulous jaw. Int J Oral Surg. 1981；10(6)：387-416.
2. Oh TJ, Yoon J, Misch CE, Wang HL. The causes of early implant bone loss：myth or science？ J Periodontol. 2002；73(3)：322-333.
3. Mengel R, Schroder T, Flores-de-Jacoby L. Osseointegrated implants in patients treated for generalized chronic periodontitis and generalized aggressive periodontitis：3-and 5-year results of a prospective long-term study. J Periodontol. 2001；72(8)：977-989.
4. Quirynen M, Peeters W, Naert I, Coucke W, van Steenberghe D. Peri-implant health around screw-shaped c.p. titanium machined implants in partially edentulous patients with or without ongoing periodontitis. Clin Oral Implants Res. 2001；12(6)：589-594.
5. Ohta Y, Okuda H, Suwa F, Okada S, Toda I. Plastic injection method for preparing microvascular corrosion casts for SEM and its practical application. Okajimas Folia Anat Jpn. 1990；66(6)：301-311.
6. 牧草一人，戸田伊紀，諏訪文彦．ニホンザル下顎骨膜の微細血管構築．日歯周誌 2001；43(3)：227-239.
7. 牧草一人，寺本昌司，長澤成明，岡村 大，大西 太，戸田伊紀，諏訪文彦．インプラント周囲組織の安定を求めて—生物学的幅径とplatform switchingを考える—．the Quintessence 2007；26(1)：46-62.
8. 北山展弘，戸田伊紀，河村達也，権田悦通．インプラント周囲の微細血管構築に関する走査型電顕的研究．日補綴誌 1996；40：922-926.
9. Ericsson I, Nilner K, Klinge B, Glantz PO. Radiographical and histological characteristics of submerged and nonsubmerged titanium implants. An experimental study in the Labrador dog. Clin Oral Implants Res. 1996；7(1)：20-26.
10. Grunder U, Gracis S, Capelli M. Influence of the 3-D bone-to-implant relationship on esthetics. Int J Periodontics Restorative Dent. 2005；25(2)：113-119.
11. Lazzara RJ, Porter SS. Platform switching：a new concept in implant dentistry for controlling postrestorative crestal bone levels. Int J Periodontics Restorative Dent. 2006；26(1)：9-17.
12. Froum SJ. Implant selection by Design. 91st AAP Annual Meeting, Denver, Colorado, 2005：24-27.

天然歯の保存か、インプラント治療か？

Which Should We choose between Conservation of a Natural Tooth, and Implant Treatment?

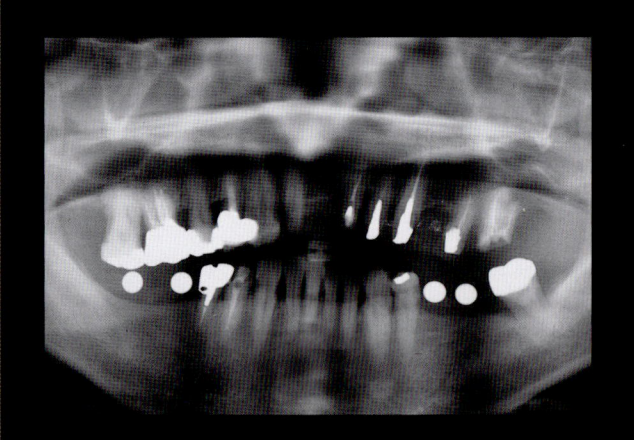

船登彰芳
（なぎさ歯科クリニック）

Akiyoshi Funato
(Nagisa Dental Clinic)

はじめに

　歯周治療の究極の目標は、喪失した歯周組織（歯根膜・歯槽骨・歯肉）を完全に再生し、その歯牙が長期にわたり機能することであろう。

　切除療法のみの時代[1,2,3]から、再生療法も行えるようになり、そのマテリアルは、1980年代には非吸収性膜・吸収性膜[4]、1990年代にはエムドゲイン[5]、そして21世紀に入りGEM21（PDGF）が登場し、今後もさらにさまざまなマテリアルが登場していくものと思われる。

　しかし、今現在、再生療法は歯周疾患に罹患した歯牙すべてに応用できるものではなく、再生量にも限界が存在する。したがって、その適応症を把握することが重要であり、場合によっては切除療法に切り替えるか、あるいは補助的に切除療法を行い、必要に応じて歯周補綴により動揺のコントロールを行い、歯牙保存に努めることとなる。

　一方、1960年代より登場したインプラント治療[6]は、GBR法の応用により、その適応症をますます広げ、審美的領域においても天然歯と遜色のない上部構造が装着できるようになった。今日では抜歯後の欠損補綴の第一選択とまで言われていることは周知の事実である。今後は図1で示すように、ますますインプラント治療が普及していくことは明らかであろう。それは、歯周治療を行い歯牙保存に努めるのか、抜歯を行いインプラントに置換するのか、その線引きが混沌とした時代に入ってきたとも言える。

　今回は、症例を通し、筆者がどのように考え、歯周治療、インプラント治療を実践してきたかを提示し、天然歯の保存かインプラント治療かを選択する一つの示唆ができたらと思う。

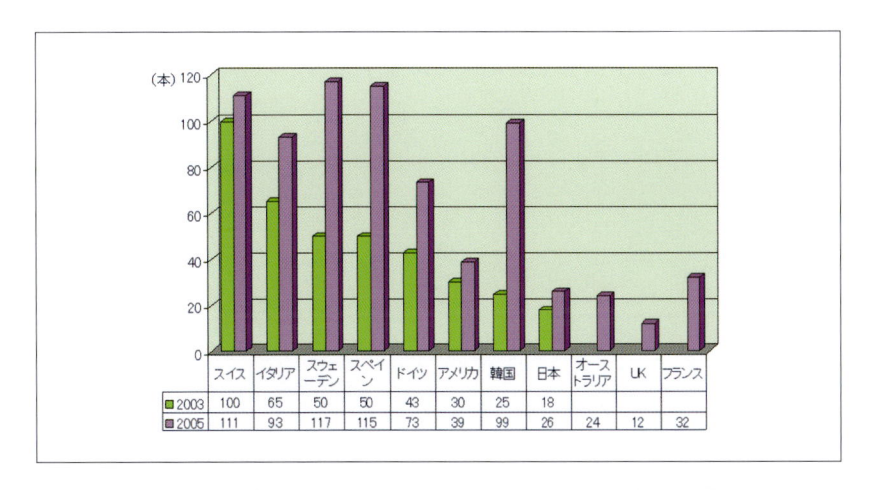

図1　年間1万名の患者に対し、何本のインプラントが埋入されているかを示すデータ（2003年、2005年）。日本においては2年で18本から26本へと144％の伸びを示している。今後、ますますインプラント治療は普及していくと思われる。（データ提供：3i USA）

	スイス	イタリア	スウェーデン	スペイン	ドイツ	アメリカ	韓国	日本	オーストラリア	UK	フランス
2003	100	65	50	50	43	30	25	18			
2005	111	93	117	115	73	39	99	26	24	12	32

他院にてインプラント治療後、歯周治療のメインテナンスを依頼された症例（症例1-a〜d）

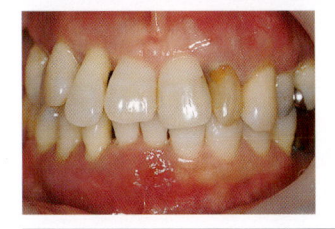

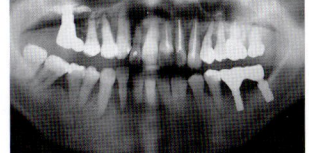

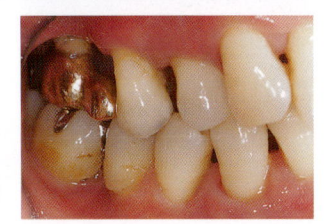

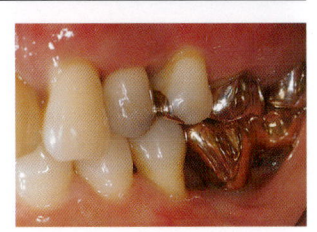

|症例1-a|症例1-b|症例1-c|症例1-d|

症例1-a〜d　一部根尖まで及ぶ重度の歯周病であり、抜歯も含めた治療を再度説明しなければならなかった。

他院にて治療期間2年、術後3年の全顎インプラント治療が行われていた症例（症例2-a〜d）

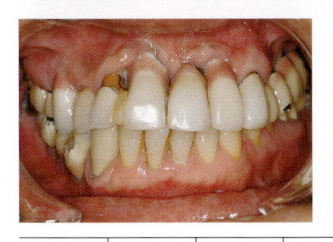

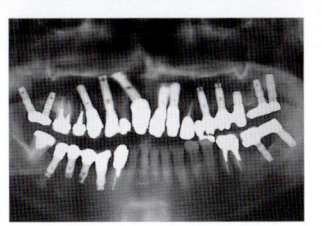

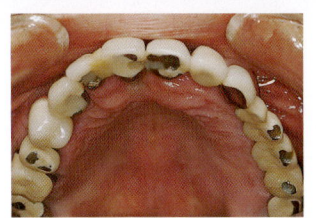

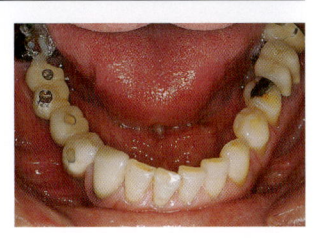

|症例2-a|症例2-b|症例2-c|症例2-d|

症例2-a〜d　他院にて計18本のインプラントが埋入されている。本当にこれだけのインプラント本数が必要であろうか。

問題提起として──われわれ歯科医師が再認識すること──

　次に示す症例1は他医からメインテナンスを依頼された症例、そして症例2は他医にて治療終了後、トラブルを抱え来院された症例である。症例1は、他院にて2005年にインプラントを埋入し、転勤のためメインテナンスを依頼された患者である。本人に問診したところ、残存歯には縁上除石とレーザー治療を受けたと言う。残念ながら残存歯の歯周組織の現状を、抜歯も含めた歯周治療と説明し、現在治療中である。

　症例2は、5の歯根破折による影響で4部位のインプラント全周に及ぶ骨吸収を認めた（症例2-b）。また、6部のインプラントはディスインテグレーションを認めた。患者との協議の結果、5 4部にはパーシャルデンチャーを装着することにした。非常に残念な結果である。

　われわれはこれら2つの症例から、以下の事項を再認識する必要がある。
①インプラント治療は欠損補綴の第一選択となりえても、決してすべての問題を解決するものではない。
②欠損部位の状態（骨幅、高さ、上顎洞など）以上に残存歯の状態（歯周組織、残存骨量、歯質、部位）を考慮し、

シンポジウム 1

インプラント単独歯欠損症例（症例3-a～c）

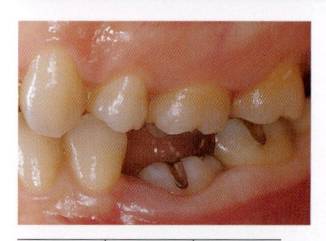

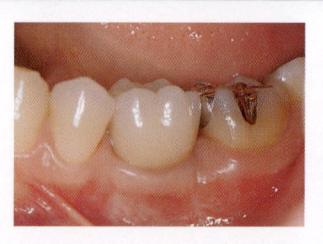

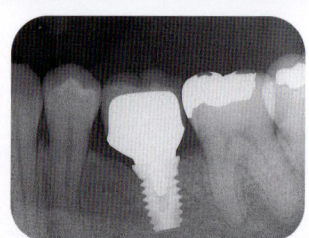

症例3-a｜症例3-b｜症例3-c

症例3-a　乳歯晩期残存・永久歯先天性欠如である。
症例3-b　インプラント治療で単独欠損を回復した。
症例3-c　上部構造装着後のデンタルX線写真。

インプラント2歯欠損症例（症例4-a～d）

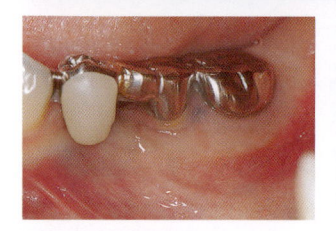

症例4-a｜症例4-b

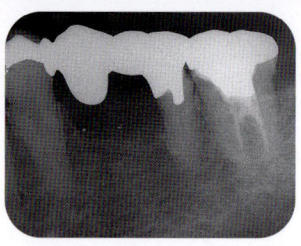

症例4-a、b　初診時の側方面観およびデンタルX線。6遠心根の縁下カリエスを認め、保存不可能である。

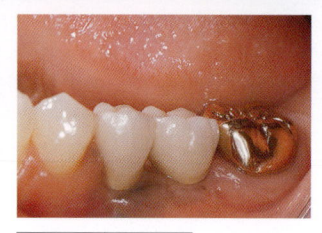

症例4-c｜症例4-d

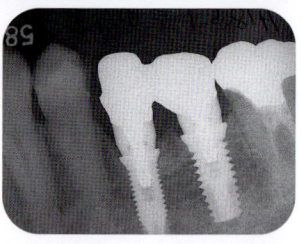

症例4-c、d　上部構造装着時着側方面観およびデンタルX線写真。インプラントを2本埋入することで、無理な補綴設計のブリッジを回避することができる。

診査・診断する必要がある。
③天然歯に優るものはない。だからこそ、インプラント治療以上に天然歯に必要かつ十分な治療を行う。
　筆者はこれらの事項を常に念頭におきながら、日々の臨床を行いたいと考えている。

Which should we choose between conservation of a natural tooth, and implant treatment？：一般的な考慮事項として

　治療計画を立案（天然歯保存か、インプラント治療か）するうえで、一般的な考慮事項として下記の事項を総合的に判断して個々の症例に対応していく必要がある。
①個々の歯牙の問題：カリエスの範囲、根管治療の状態、歯根も含めた残存歯質・歯根破折の有無。
②歯周組織の問題：水平的吸収、垂直的吸収、分岐部病変の程度。
③歯列、補綴様式、設計に対する問題：固定式補綴物、審美的考慮。
④患者の希望：歯牙保存・審美的要求度の程度、治療費用・期間に対する協力度。

単独歯、少数歯に限局した症例

　現在、歯周組織が問題なければ、両隣在歯のエナメル質が保存できるような症例や、従来の無理な補綴設計を用いたブリッジの適応症では、もはやインプラント治療が第一選択であると言える（症例3、4）。
　ここで、歯周治療でどこまで歯牙を保存できるかを考えてみよう。一般的な再生療法の適応症を表1に示す[7]。
　限局した歯周病変は、一般的に垂直性骨欠損や分岐部病変を認めることが多く、適応症であるならば再生療法を行い、天然歯保存に努めるべきであろう（症例5、6）。
　症例3～6から筆者が考える、限局した問題のある部位における理想の治療とは、不用意なエナメル質削合は避け、歯周治療によって保存できるなら歯周治療を行い、保存不可能ならその歯牙のみを抜歯し、インプラント治療を行うことである。

表1　再生治療の適応性[7]

高い	2～3壁性の深くて狭い骨欠損
	下顎ならびに上顎頬側Ⅰ～Ⅱ度の根分岐部病変
	1～2壁性の骨内欠損
	上顎の近遠心のⅡ度の根分岐部病変
低い	Ⅲ度の根分岐部病変

分岐部病変に対して再生療法を行った症例（症例5-a～e）

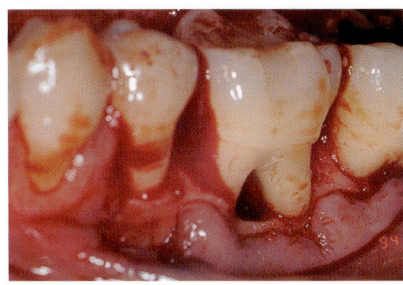

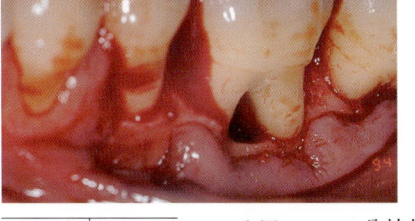

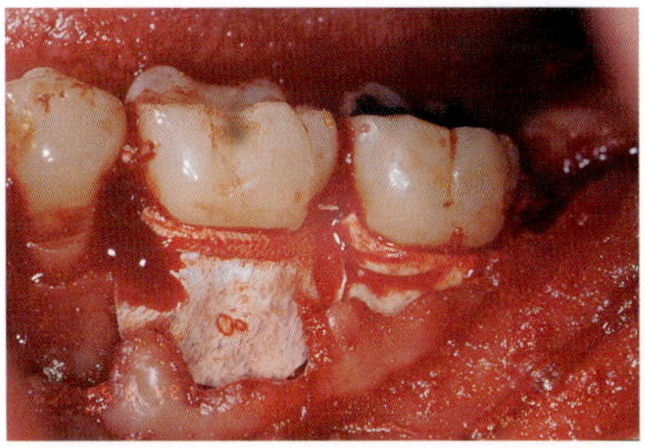

症例5-a｜症例5-b

症例5-a、b　分岐部病変Ⅱ度に対して、非吸収性膜と骨移植材料を使用し再生療法を行った。

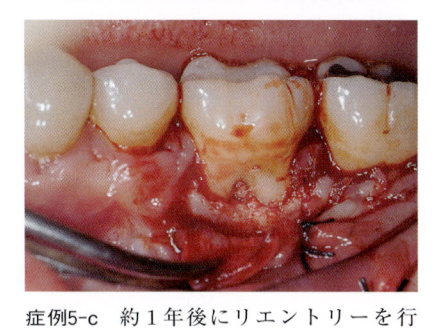

症例5-c　約1年後にリエントリーを行い、骨の再生を確認した。

症例5-d｜症例5-e

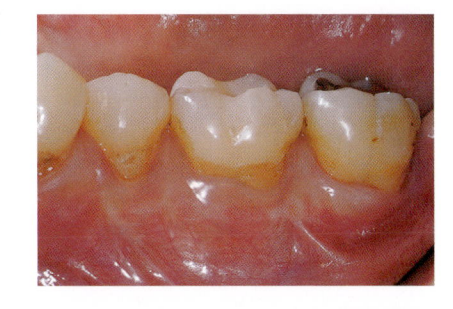

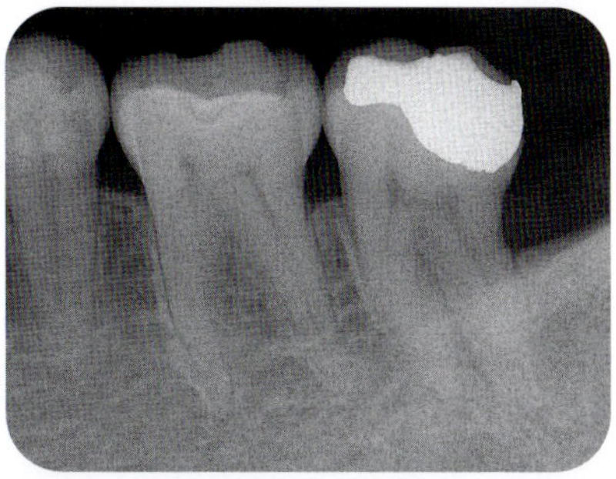

症例5-d、e　術後約10年後の側方面観とデンタルX線写真。

垂直性骨欠損に対して再生療法を行った症例（症例6-a～f）

症例6-a｜症例6-b

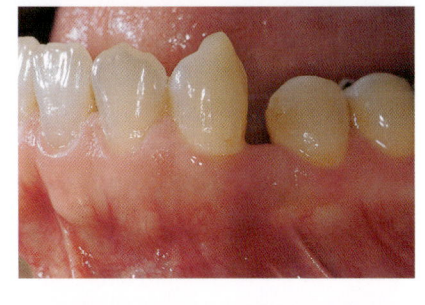

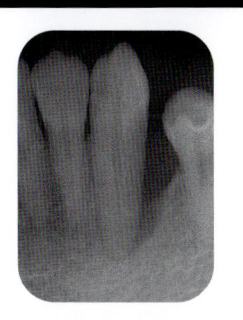

症例6-a、b　初診時の側方面観およびデンタルX線写真。遠心根尖まで及ぶ骨吸収を認める。

症例6-c｜症例6-d

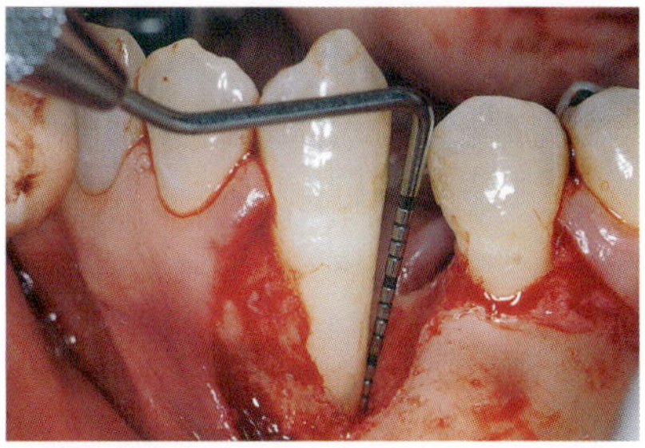

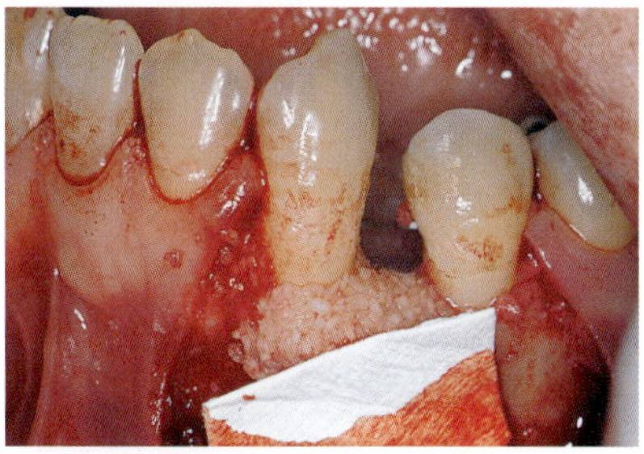

症例6-c、d　根面をデブライドメントし、エムドゲイン、骨移植材料と吸収性膜を併用し、再生療法を行った。

症例6-e｜症例6-f

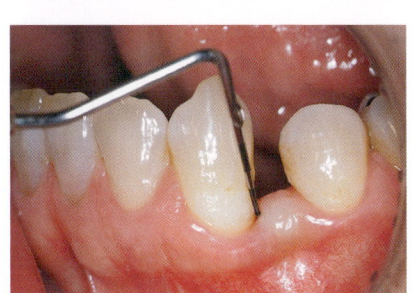

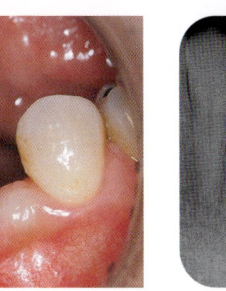

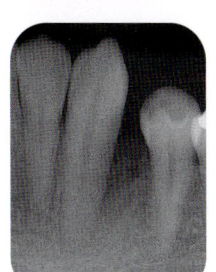

症例6-e、f　術後約1年の側方面観とデンタルX線写真。わずかな骨欠損は認めるものの、歯肉溝は約3mmであり、X線では骨は再生しているようである。

多数歯に及ぶ縁下カリエスを認め、残存歯の保存に努めた症例（症例7-a〜f）

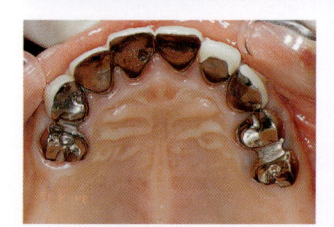

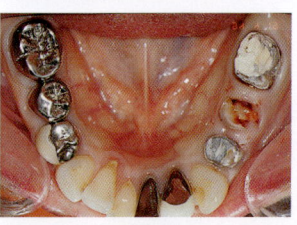

症例7-a｜症例7-b　症例7-a、b　初診時の咬合面観、左下補綴物脱離と上顎義歯装着違和感を主訴に来院。上顎前歯部は、不良補綴物による広範囲な縁下カリエスを認める。

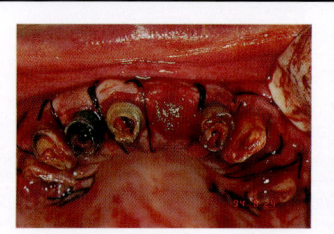

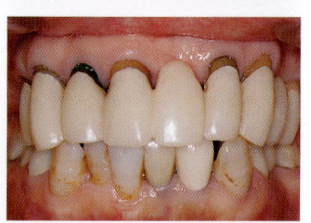

症例7-c｜症例7-d　症例7-c、d　クラウンレングスニングを目的とした歯周外科手術後6ヵ月の状態。この後、上顎臼歯部にインプラント治療を行った。

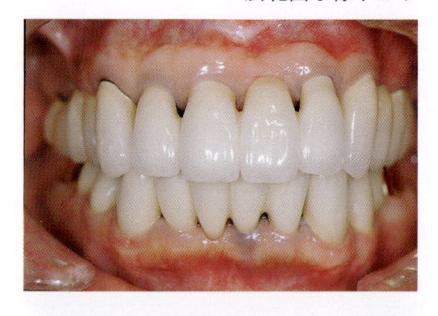

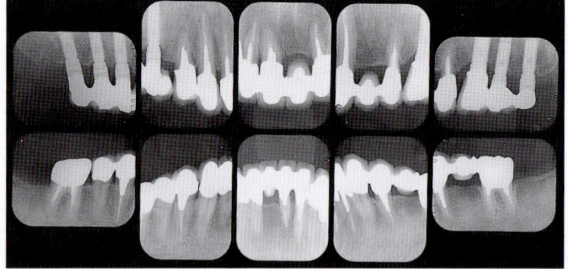

症例7-e｜症例7-f　症例7-e、f　最終上部構造装着後10年の状態およびデンタルX線写真。

補綴の設計により上顎残存歯を抜去した症例（症例8-a〜f）

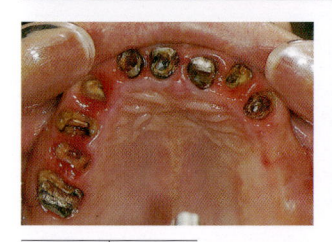

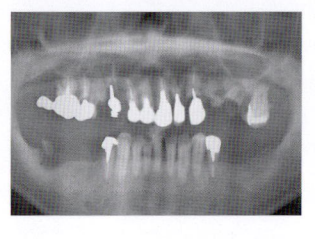

症例8-a｜症例8-b　症例8-a、b　初診時の咬合面観およびパノラマX線写真。当初の治療計画は、下顎臼歯部にはインプラント治療、上顎は保存できる歯牙への歯周外科後に磁性アタッチメントによるオーバーデンチャーを立案した。

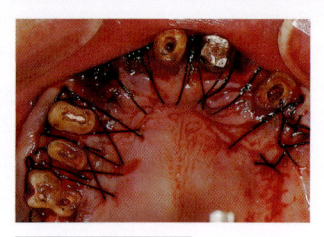

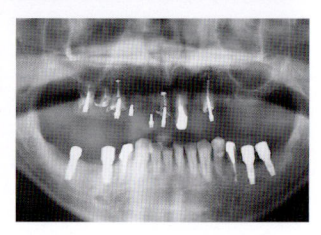

症例8-c｜症例8-d　症例8-c、d　上顎歯周外科終了時咬合面観と下顎臼歯部インプラント埋入時のパノラマX線写真。この段階で上顎にトリートメントデンチャーを装着したところ、患者はあらためて上顎に固定式の補綴物を希望した。X線からもわかるように、保存できた歯牙の本数、残存骨量、歯牙の配置から判断して、歯牙保存に努めるよりは再度、残存歯をすべて抜去し、インプラントのみによる上部構造を選択したほうが予知性が高いと判断した。リップラインは低く、審美的要求度は低い。

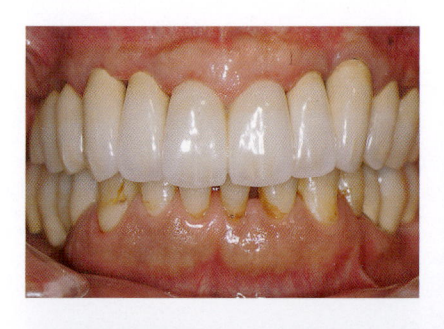

症例8-e｜症例8-f　症例8-e、f　上部構造装着正面観および補綴終了時のパノラマX線写真。

多数歯に及ぶ症例

一般的に多数歯に問題がある症例とは、以下のような症例であろう。

①多数歯に及ぶ縁下カリエスを認める症例。
②多数歯に及ぶ歯周組織に問題のある症例（水平的・垂

多数歯に歯周組織の問題があったが歯牙保存に努めた症例（症例9-a〜k）

症例9-a｜症例9-b｜症例9-c

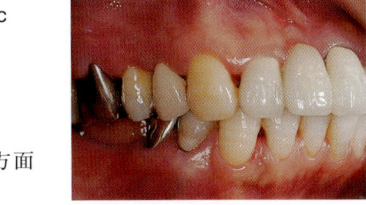

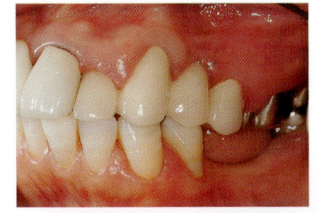

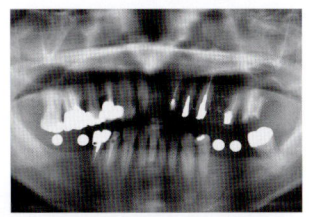

症例9-a〜c　初診時の側方面観とパノラマX線写真。

症例9-d　初診時のパノラマX線写真にトレースした治療計画。下顎の欠損部位にはインプラント治療が計画されるものの、上顎大臼歯部分岐部Ⅲ度に対してどのような選択肢が考えられるであろうか？　大臼歯を抜去し、上顎洞挙上を行い、インプラント治療を行うもの一つの選択肢であろう。しかし、表2で示すように、根分割を行い保存する治療も予知性がある治療法であると筆者は考えている[8〜14]。この症例では、上顎補綴物を除去し、右側の歯牙3歯に歯冠修復を行えば、歯周補綴を行うことができる。したがって、上顎大臼歯部では口蓋根のみを残し、他の残存歯はポケット除去手術を行い、連結固定を行った。

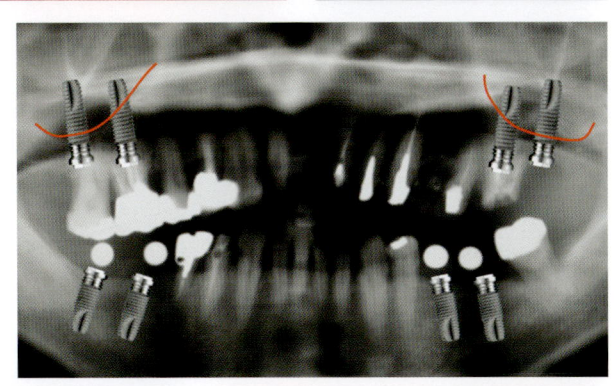

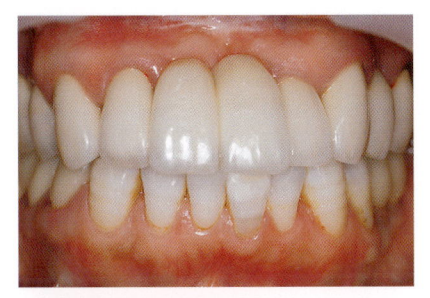

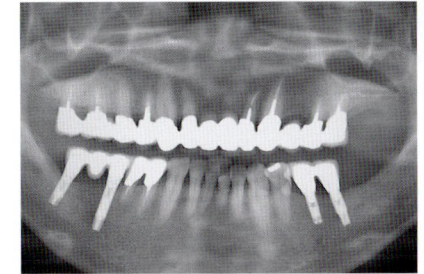

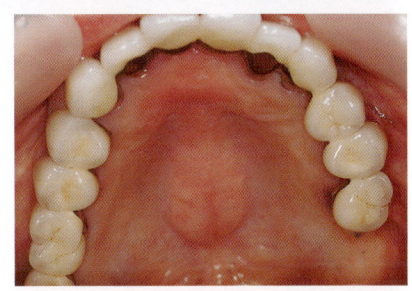

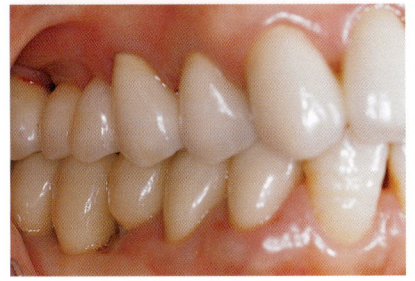

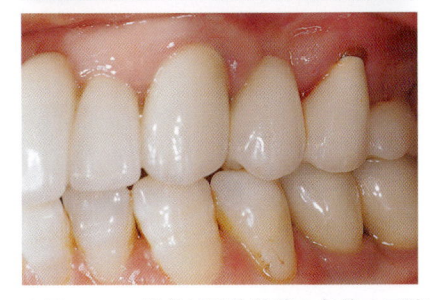

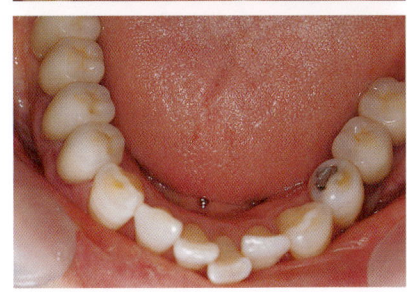

症例9-e｜症例9-f｜症例9-g
症例9-h｜症例9-i｜症例9-j

症例9-e〜j　最終補綴物装着5年後の口腔内およびパノラマX線写真。

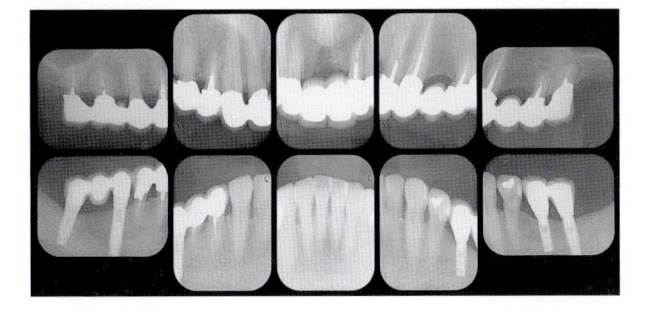

症例9-k　治療終了後5年のデンタルX線写真、10枚法。右側上顎口蓋根はデンタルX線上で歯根・歯冠比はおよそ1：1である。

直的・分岐部病変を認める）。

③①と②の両者が混在する症例。

　こうした症例に対しては個々の歯牙の問題を適切に把握し、歯列全体として捉えたうえで、補綴設計を立案していく必要があると考える（症例7〜10）。

シンポジウム1

表2 歯根分割後の経過分析（Carnevale）

筆者	発行年	観察期間（年）	歯根破折	歯周病	根管療法	根面う蝕	失敗例	症例数	成功率
Carnevale	1991	3〜10	12	3	4	9	28	448	93%
Buhler	1988	10	1	2	5	1	9	28	67%
Erpenstein	1983	4〜5		1	6		7	34	79%
Langer	1981	10	18	10	7	3	38	100	62%
Hamp	1975	5					−	87	100%
Klavan	1975	3		1			1	34	97%
Bergenholtz	1972	2〜10		2			3	15	93%

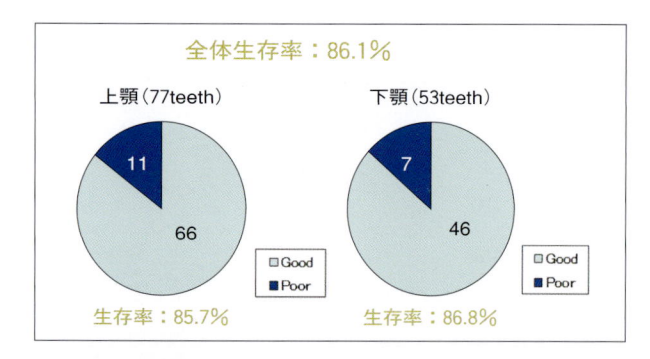

全体生存率：86.1%

上顎（77teeth）　11　66　Good/Poor　生存率：85.7%
下顎（53teeth）　7　46　Good/Poor　生存率：86.8%

図2 われわれ（小野善弘、宮本泰和、船登彰芳、石川知弘）が過去7年以上機能した根分割の予後。われわれの成功率も、表2で示した海外の成功率と同様であり、根分割処置は一つのオプションとなりえると考えている。また一方で総数110本というのは、いかに厳密に根分割の適応症を考慮したかを示す数字であろう。私見ではあるが、根分割した結果の残存骨量と歯冠高径の比が、およそ1：1になることを一つの診断基準としている。

再生療法を行うことによりインプラント本数を最小限にできた症例（症例10-a〜t）

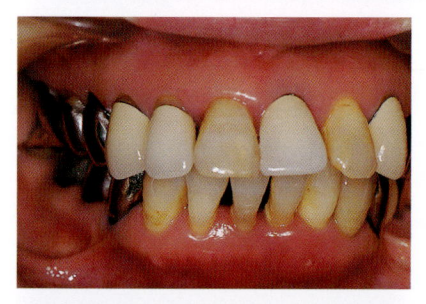

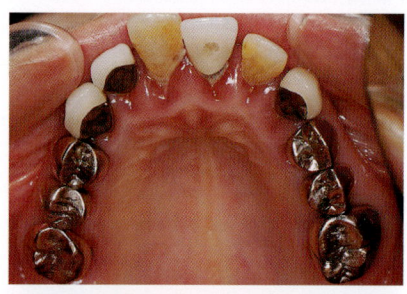

症例10-a	症例10-b
症例10-c	症例10-d

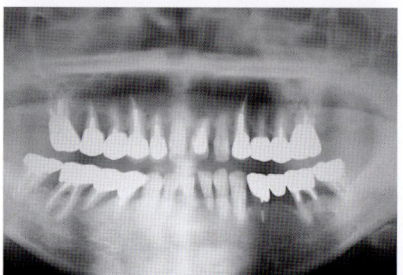

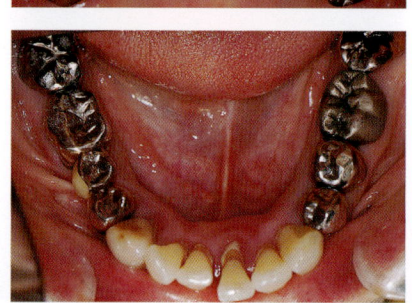

症例10-a〜d　初診時の上下顎咬合面観およびパノラマX線写真。

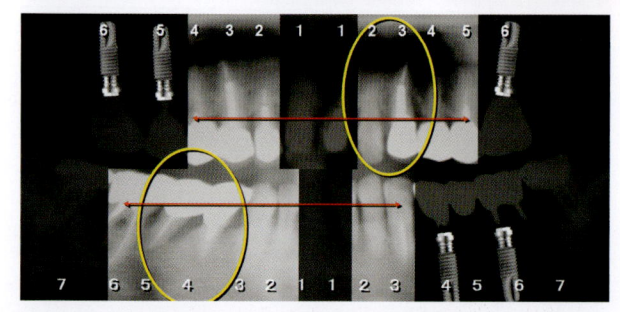

症例10-e　治療計画1。上顎左側、下顎右側の再生療法が成功すれば、必要最小限のインプラント本数で終えることができる。

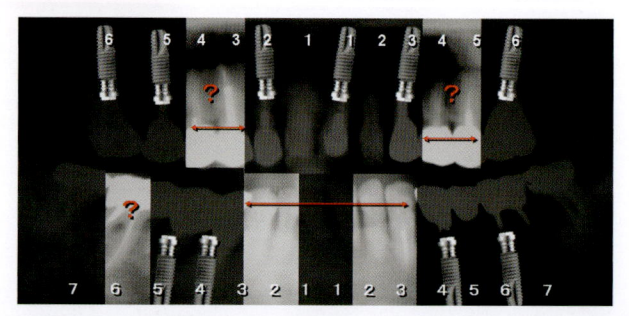

症例10-f　治療計画2。再生療法ができない、あるいは成功しなければインプラントの本数は5〜8本（計10〜13本）まで増える可能性があり、治療術式・手順はより複雑になる。

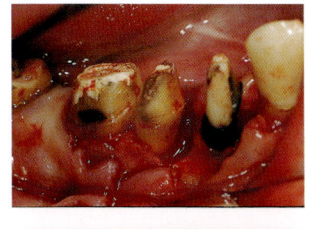

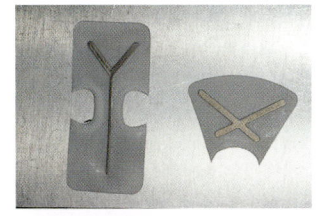

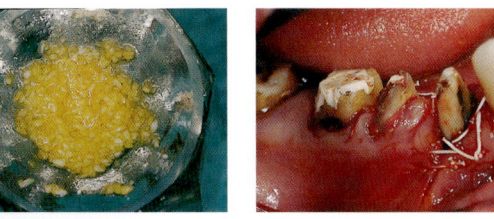

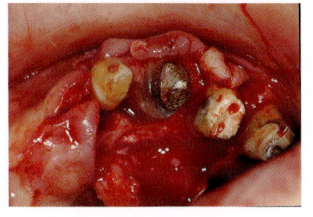

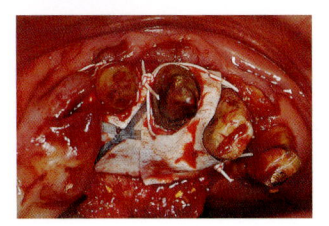

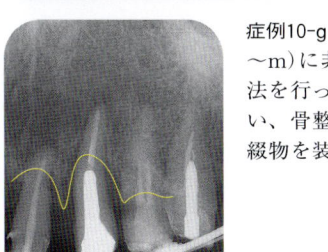

天然歯の保存か、インプラント治療か？

症例10-g〜m ⎯5 4⎯部(g〜j)、⎯|2 3部(k〜m)に非吸収性膜を併用した再生療法を行った。のちにリエントリーを行い、骨整形を伴う切除療法を行い、補綴物を装着した。

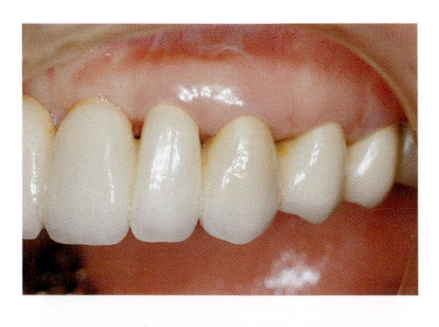

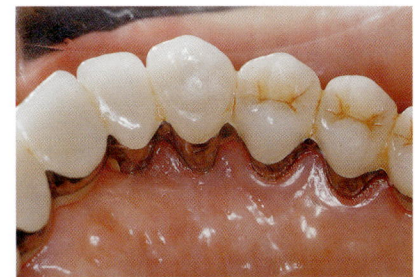

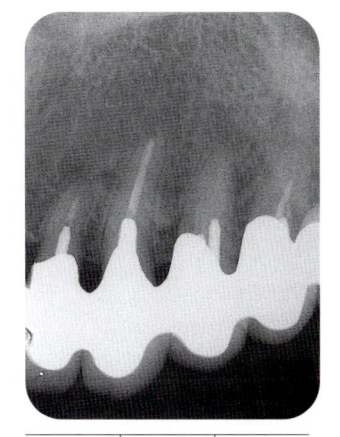

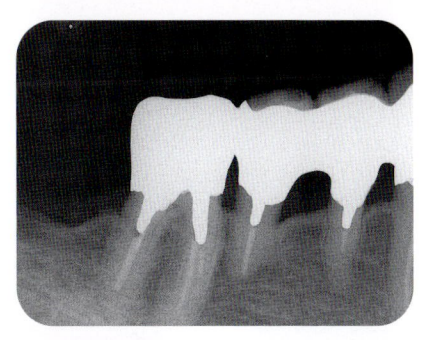

症例10-g	症例10-h	症例10-i	症例10-j
症例10-k	症例10-l	症例10-m	

症例10-n	症例10-o	症例10-p
症例10-q	症例10-r	
症例10-s	症例10-t	

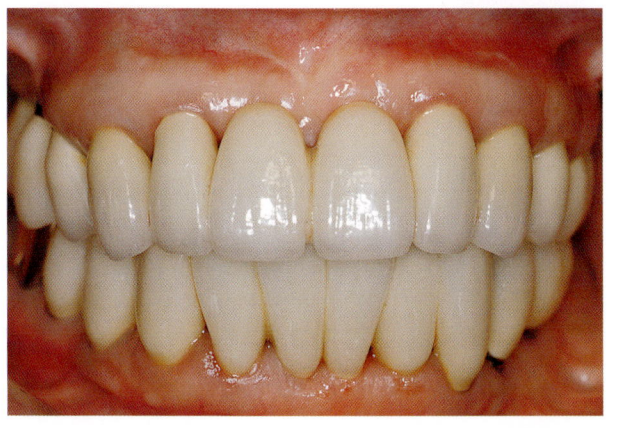

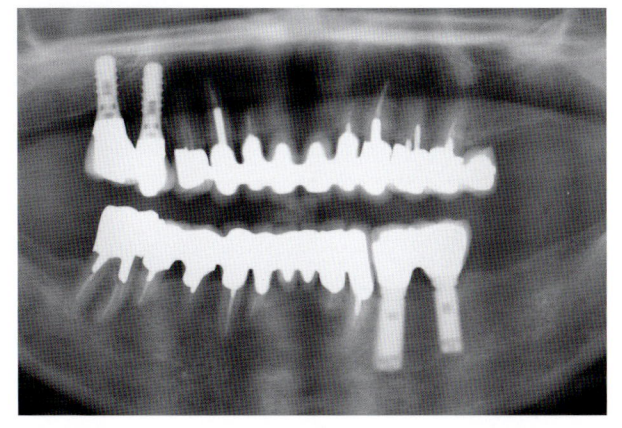

症例10-n〜t 治療終了7年後の左上側方面観、咬合面観、デンタルX線写真(n〜p)。右下側方面観、デンタルX線写真(q、r)。正面観(s)、パノラマX線写真(t)。左側上顎臼歯部は小臼歯延長カンチレバーとした。インプラントの本数は必要最小限の4本で終えることができた。

61

まとめ

　天然歯保存かインプラント治療かを論ずるときに、決して1つの答えはなく、症例ごとに適宜、治療計画を立案していく必要があろう。確かに、インプラント治療は欠損補綴の第一選択であるとは思うが、それ以前に保存する歯牙に適切な歯周治療を行うことのほうが先ではなかろうか。ややもすれば、最近は歯周補綴という概念はなくなったと表現する歯科医師もいるが、歯周治療のさまざまなオプションを持つことで、歯牙を保存することができ、特に天然歯周囲の再生療法が成功すれば、ドラマチックに治療計画が変わることがしばしばある。すなわちこれは、インプラント治療(本数、費用)が最小限に済む可能性を有している。歯科医師は、天然歯を救うことが本来の姿であるのだから。

謝辞

　本シンポジウムに発表させていただくにあたり、日頃からご指導していただいている小野善弘先生、宮本泰和先生、石川知弘先生に感謝の意を表します。また、コンサルテーション、メインテナンスに日常臨床でサポートしていただいている、なぎさ歯科クリニックのスタッフ、技工物を製作していただいた重村　宏氏、新屋茂樹氏に感謝の意を表します。

参考文献

1. Kramer GM. The case for ostectomy--a time-tested therapeutic modality in selected periodontitis sites. Int J Periodontics Restorative Dent. 1995;15(3):228-237.
2. Nevins M, Skurow HM. The intractrvocular restorative margin,the biologic width,and the maintenance of the gingival margin. Int J Periodontics Restorative Dent. 1984;4(3):30-49.
3. Levy RM, Giannobile WV, Feres M, Haffajee AD, Smith C, Socransky SS. The effect of apically repositioned flap surgery on clinical parameters and the composition of the subgingival microbiota:12-month data. Int J Periodontics Restorative Dent. 2002;22(3):209-219.
4. Nyman S, Lindhe J, Karring T, Rylander H. New attachment following surgical treatment of human periodontal disease. J Clin Periodontol. 1982;9(4):290-296.
5. Heijl L, Heden G, Svardstrom G, Ostgren A. Enamel matrix derivative(EMDOGAIN)in the treatment of intrabony periodontal defects. J Clin Periodontol. 1997;24(9 Pt 2):705-714.
6. Adell R, Lekholm U, Rockler B, Branemark PI. A15-year study of osseointegrated implants in the treatment of the edentulous jaw. Int J Oral Surg. 1981;10(6):387-416.
7. Froum S, Lemler J, Horowitz R, Davidson B. The use of enamel matrix derivative in the treatment of periodontal osseous defects: a clinical decision tree based on biologic principles of regeneration. Int J Periodontics Restorative Dent. 2001;21(5):437-449.
8. Buhler H. Evaluation of root-resected teeth. Results after 10years. J Periodontol. 1988;59(12):805-810.
9. Carnevale G, Pontoriero R, Hurzeler MB. Management of furcation involvement. Periodontol 2000. 1995;9:69-89.
10. Erpenstein H. A3-year study of hemisectioned molars. J Clin Periodontol. 1983;10(1):1-10.
11. Langer B, Stein SD, Wagenberg B. An evaluation of root resections. A ten-year study. J Periodontol. 1981;52(12):719-722.
12. Klavan B. Clinical observations following root amputation in maxillary molar teeth. J Periodontol. 1975;46(1):1-5.
13. Hamp SE, Nyman S, Lindhe J. Periodontal treatment of multirooted teeth. Results after 5 years. J Clin Periodontol. 1975;2(3):126-135.
14. Bergenholtz A. Radectomy of multirooted teeth. J Am Dent Assoc. 1972;85(4):870-875.

シンポジウム2

山道信之
白鳥清人

骨造成の予知性を探る
To Investigate Predictability of Bone Augmentation

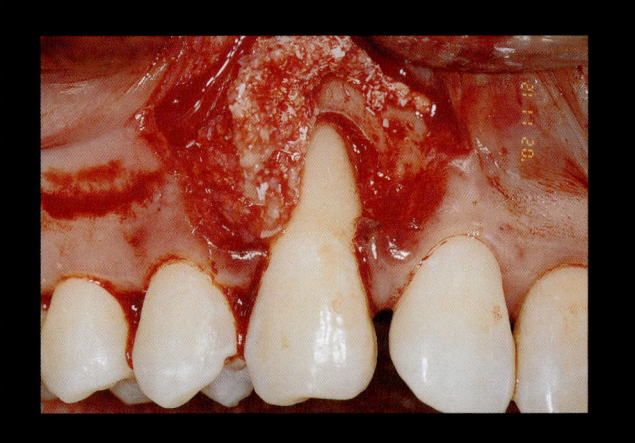

山道信之
（山道歯科医院）

Nobuyuki Yamamichi
(Yamamichi Dental Clinic)

はじめに

1990年代は、下顎のオトガイ孔間に5～6本のフィクスチャーを埋入し、大臼歯部のカンチレバーを応用したインプラントデンチャータイプのボーンアンカードブリッジで、骨量と解剖学的制約のない部位にフィクスチャーを埋入する外科主導型のインプラント補綴が主流だった。

1992年頃より、メンブレンを使用したGTR（症例1）、GBR（症例3、4）[1]が、歯周組織や顎堤の再建を目的とし、臨床に導入されだした。2000年に入ると、これらの方法が発展したことで、骨吸収が進行した顎堤にも補綴学的に望ましい位置にインプラントを埋入することが可能となった[2]。顎堤の再建を伴ったインプラント補綴は、審美性の向上と長期安定を目指した治療へと進歩している[3,4]。

また近年、生体組織工学の3要素である、幹細胞、細胞成長因子、足場の開発が進み、硬組織再生の足場となる骨補填材料と、自己採血によるPRP（多血小板血漿）が導入されるようになり、より確実な骨造成の促進効果が臨床的に認められるようになった（症例2）[5,6]。

このように、技術の進歩によりインプラントの適応症はますます拡大していく。そこで今回は、長期症例から考察された骨造成の予知性について述べてみたい。

GTRにおける骨補填材料の応用

歯周病で歯槽骨の吸収および軟組織のリセッションが生じた症例に対し、メンブレンの開発により、GTRが1992年頃より臨床に導入された[7]。筆者は、硬組織の再生をより確実に行うためのスペースメイキングに骨補填材料を応用してきた。

下顎右側臼歯部にGTRを応用した症例（症例1-a〜i）

患者年齢および性別：59歳、女性
初診：1993年1月
主訴：下顎右側第一小臼歯の冷水痛。
治療計画：GTR

右側第一小臼歯に6〜7mmの歯肉退縮がみられた。根面露出による冷水痛もあったため、GTRにより、周囲組織を再生させ、根面を被覆することにした。また、スペースメイキングのために骨補填材料を使用した。メンブレン除去は通常4週後に行うが、確実な硬組織の再生を期待して7週後に行うことにした。

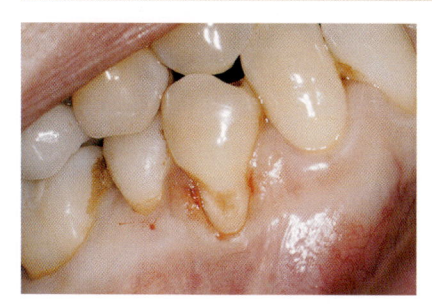

症例1-a　下顎右側第一小臼歯に6〜7mmの歯肉退縮がみられる。

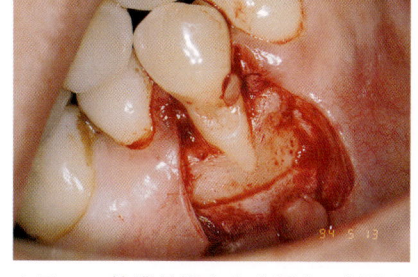

症例1-b　粘膜骨膜弁を全層弁で剥離すると、頬側に12〜13mmの骨吸収がみられた。

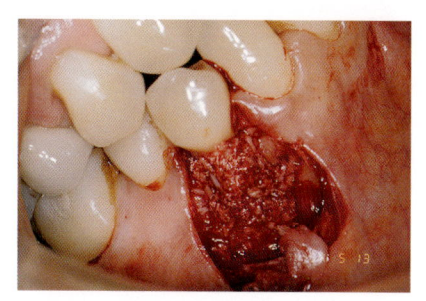

症例1-c　骨欠損部を回復させるために、骨補填材料を填入した。

| 症例1-d | 症例1-e |

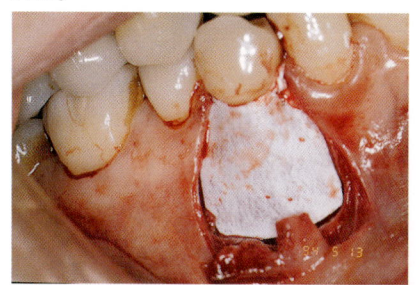

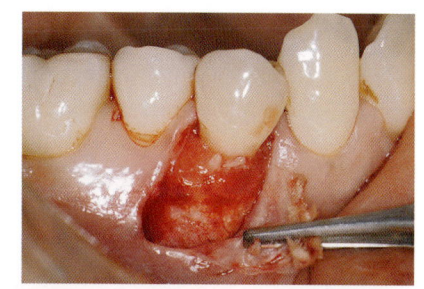

症例1-d　非吸収性膜（Gore-Tex）を設置して、Sling Sutureで固定した。

症例1-e　当時（1993年）、メンブレン除去は4週後とされていたが、硬組織のより確実な再生を期待して7週後にメンブレンを除去し、硬組織の再生を確認した。

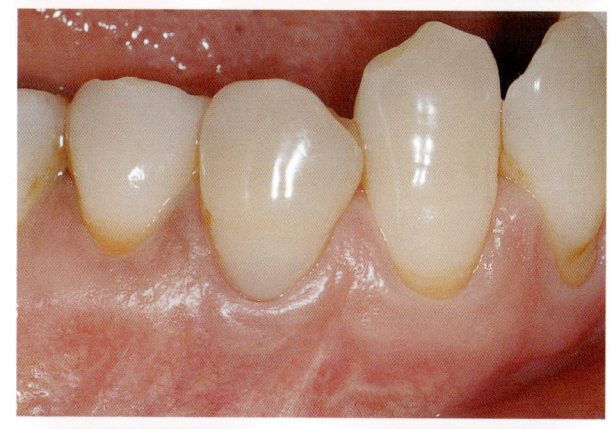

症例1-f　術後11年の口腔内写真。歯肉の退縮は認められない。

| 症例1-g | 症例1-h | 症例1-i |

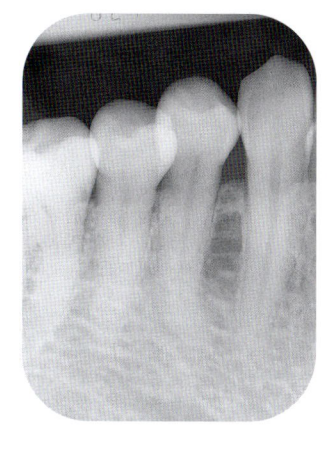

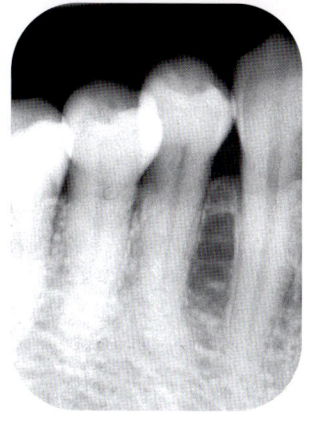

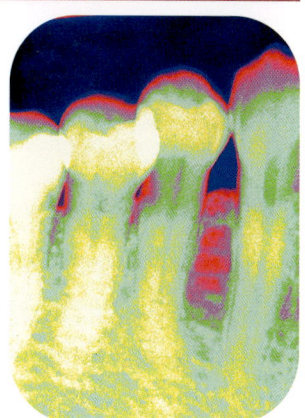

症例1-g　術後11年のデンタルX線写真。

症例1-h　アルミ当量画像にて、GTR後の顎骨の骨量、骨質を診査した。

症例1-i　アルミ当量画像をカラー画像に変換する。GTR部位の骨が緻密化しているのがわかる。

シンポジウム2

上顎右側臼歯部にGTRを応用し、PRPを用いた症例（症例2-a〜n）

患者年齢および性別：49歳、男性
初診：2002年11月
主訴：上顎右側第三大臼歯の歯槽膿瘍
治療計画：GTR

右側上顎犬歯の辺縁歯肉の腫脹を主訴として来院。初診時のプロービングで遠心6mm、近心10mmの歯肉ポケットを確認した。セメントエナメルジャンクションから12mmで近遠心に2壁性の骨吸収がみられた。頬側骨欠損部位にはPRPを混入した骨補填材料を填塞し、非吸収性膜で覆うことにした。

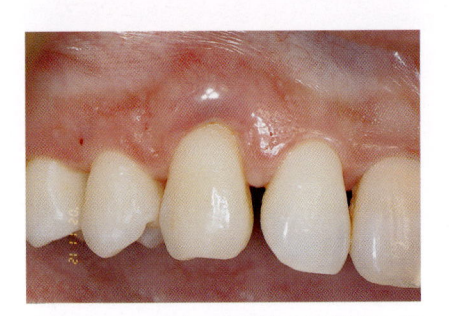

症例2-a　2002年、初診時の口腔内。右側上顎犬歯の辺縁歯肉の腫脹を主訴として来院。粘膜骨膜弁を剥離し、直視下でデブライドメントを行った後のGTRを計画した。

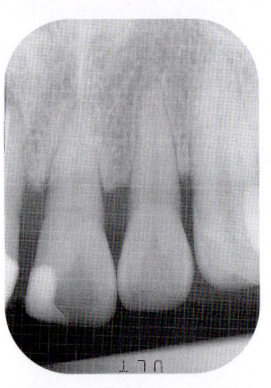

症例2-b　術前のX線所見。近遠心に骨縁下欠損がみられる。

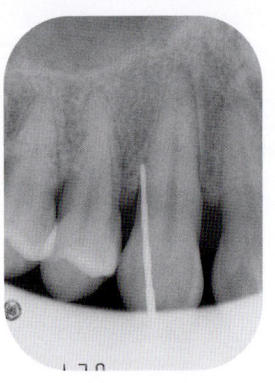

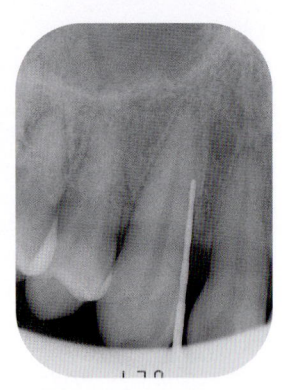

症例2-c　遠心ポケット6mm、骨欠損5mm。

症例2-d　近心ポケット10mm、骨欠損7mm。

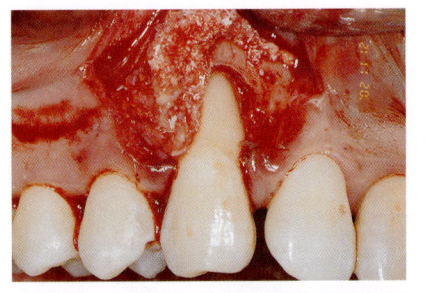

症例2-e　症例2-e　頬側の歯槽骨吸収部にPRPを混入した骨補填材料を填塞した。

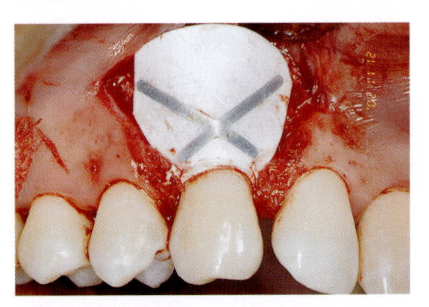

症例2-f　非吸収性膜（Gore-Tex）を、懸垂縫合Sling Sutureを用いて固定した。

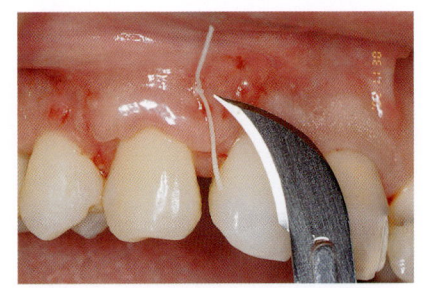

症例2-g　2週間後、抜糸時の口腔内所見。

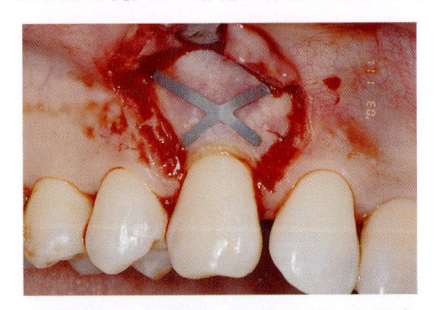

症例2-h　2ヵ月後。TRメンブレン除去時の口腔内所見。メンブレン周囲の感染は認められなかった。

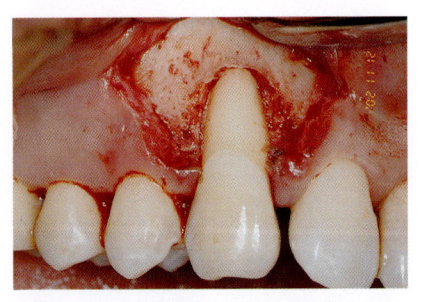

症例2-i　一次手術時の状態。近遠心に2壁性の骨吸収。セメントエナメルジャンクションから根尖側に12〜13mmの骨吸収が認められていた。

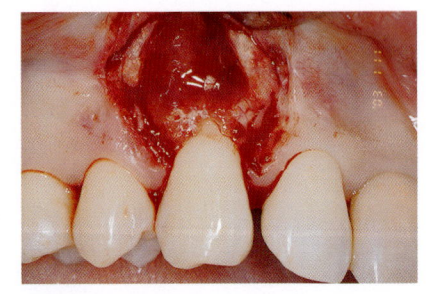

症例2-j　TRメンブレンを除去すると、セメントエナメルジャンクションまで新生骨の成長が確認された。

PRPの応用

筆者は、硬組織再生の促進を目的としてPRPを用いている。組織再生に必要な生体組織工学の3要素である、細胞、細胞成長因子、足場のうち、PRPは細胞成長因子を提供する。

PRPを用いることにより、確実な骨造成と骨再生の促進効果が期待される。

骨造成の予知性を探る

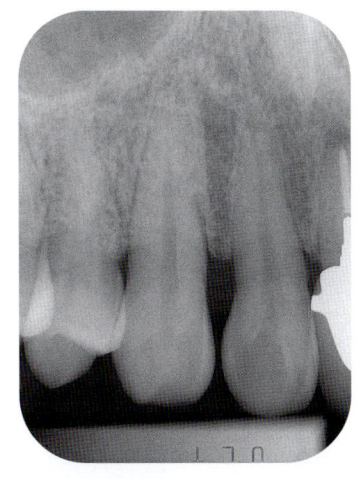

症例2-k　術後3.5年のX線所見。歯周囲の歯槽骨は安定しており、吸収はみられない。

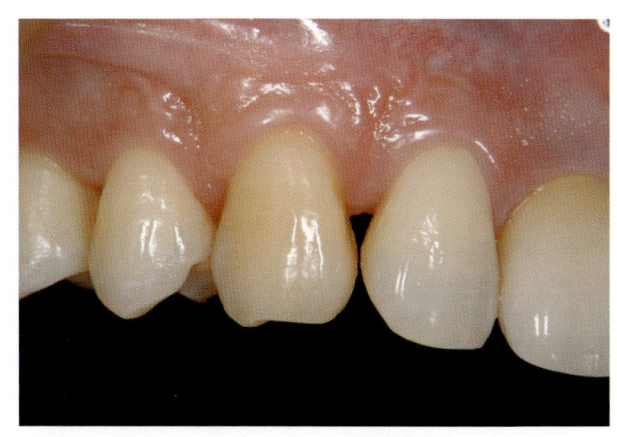

症例2-l　術後4年の口腔内所見。歯肉の退縮はみられない。

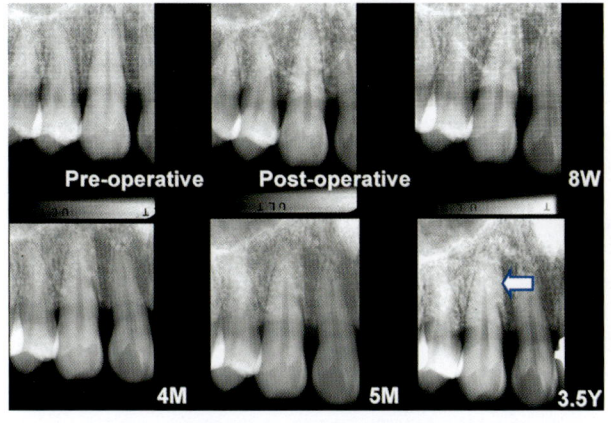

症例2-m　アルミ当量画像で骨密度の変化を経過観察した。術直後から5ヵ月間で吸収性の骨補填材料が骨に置換している様子がわかる。非吸収性の骨補填材料の拡散はみられない。

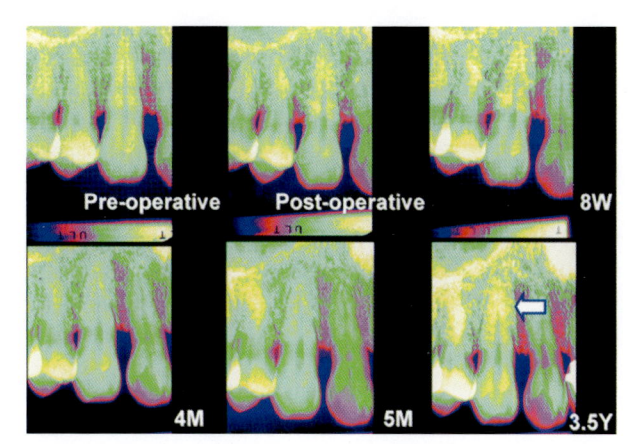

症例2-n　アルミ当量画像をカラー画像に変換したもの。3.5年後の矢印部位の骨密度の変化がわかる。

下顎臼歯部のインプラント治療に伴いGBRを応用した症例（症例3-a〜g）

患者年齢および性別：59歳、男性
初診：1995年8月
主訴：義歯ではよく噛めないとのことで、インプラントを希望し来院。
治療計画：GBR

2̱—7̄欠損部の顎堤吸収は顕著で、オトガイ孔は歯槽頂部に開口していた。水平的にも垂直的にも吸収した顎堤の再建のための足場に、骨補填材料とゴールドフレームと非吸収性膜を応用したGBRを計画した[3]。

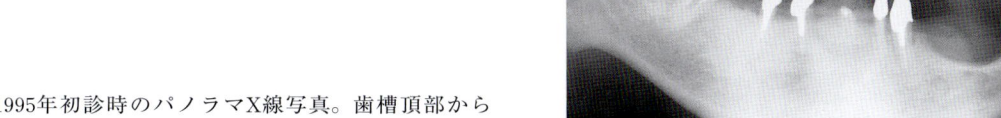

症例3-a　1995年初診時のパノラマX線写真。歯槽頂部から下歯槽管までの距離は4〜5mm程度あるようにみえる。

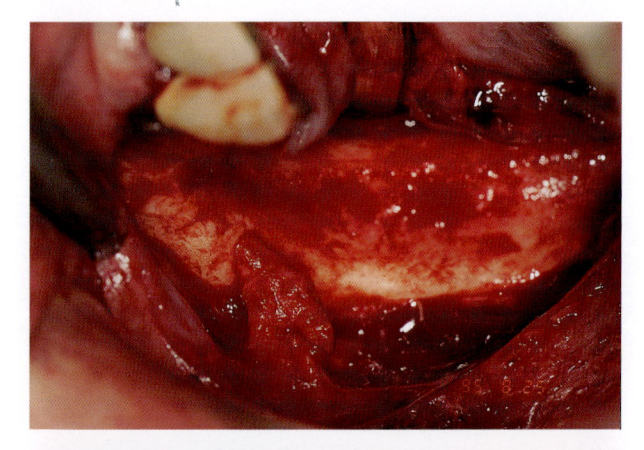

シンポジウム 2

症例3-b　フラップを翻転させると、オトガイ孔は歯槽頂部に位置していて、歯槽頂から下歯槽管までの距離は 3 mm 以下であることが予測される。パノラマX線写真で観察されるのは、頬棚骨頂のラインであった。また、咬合圧を受ける歯槽頂部の骨幅は 3 〜 4 mm しかない。

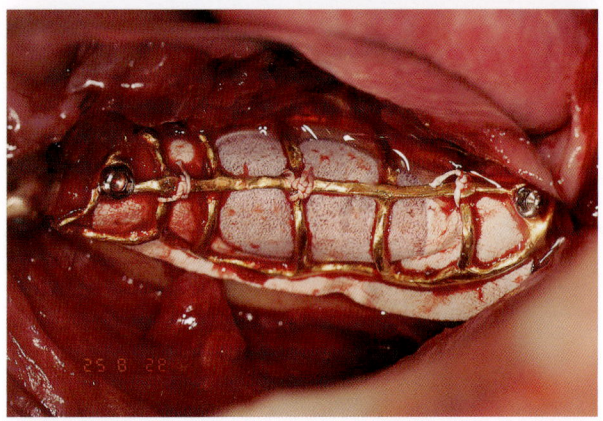

症例3-c　ゴールドフレームと非吸収性膜を利用して歯槽堤増大術を行った。

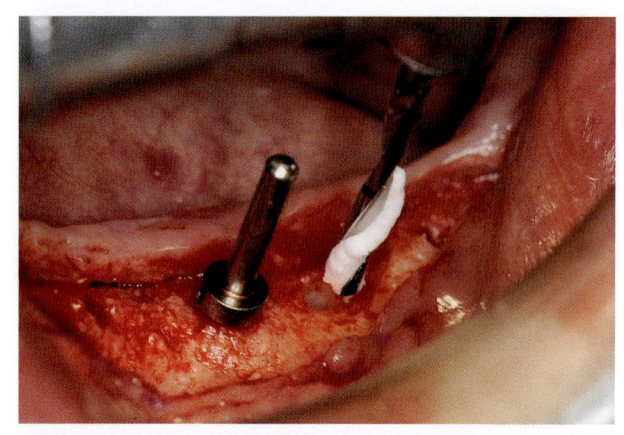

症例3-d　スパイラルドリルによるドリリングにより、海綿骨の少ない緻密骨が採取された。

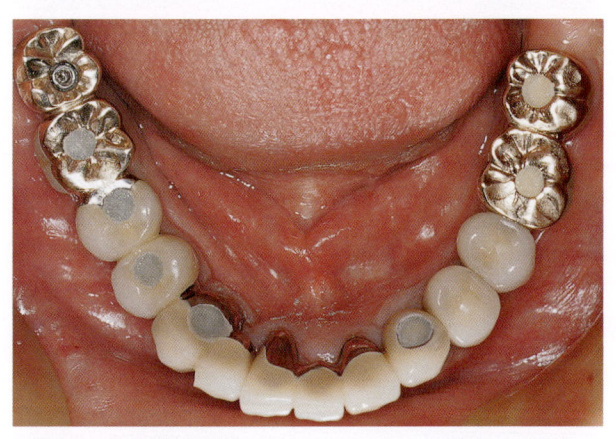

症例3-e　術後11年（2006年）の咬合面観。左側大臼歯部のゴールドクラウン咬合面にファセットが観察される。

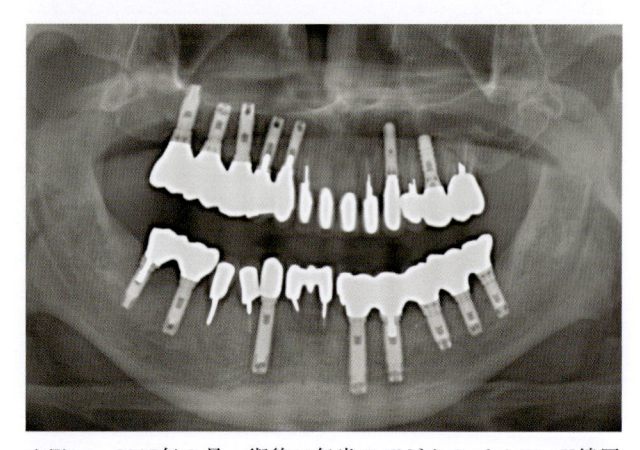

症例3-f　2007年2月。術後11年半のデジタルパノラマX線写真。インプラント周囲の骨吸収および炎症所見はみられなかった。

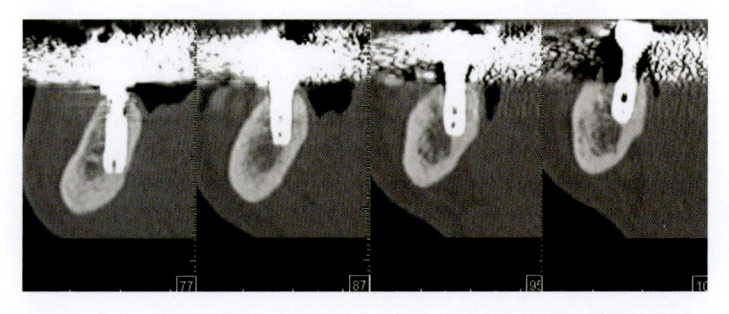

症例3-g　術後11年のCT画像。インプラント周囲の骨吸収はみられない。リモデリングによる骨吸収もなく、フィクスチャー周囲部では 3 〜 4 mm、舌側部では 2 mm の造成された緻密骨が存在し、安定している。

インプラントによる審美修復が困難な症例──外傷による歯および歯槽骨の喪失（症例4-a～o）

患者年齢および性別：18歳、男性
初診：2004年7月
治療計画：GBR

　9歳（1995年）時、交通事故による外傷で両側上顎中切歯と周囲歯槽骨を喪失した。18歳（2004年）時の初診時には部分床義歯を使用していた。若年期の歯牙喪失と長期にわたる義歯の使用により、頬舌および垂直的な骨吸収が進み、特に唇側の骨吸収は顕著であった。
　骨補填材料と非吸収性膜を応用したGBRによる骨造成を行ったのち、治癒期間を置いてフィクスチャーを埋入することにした。フィクスチャー埋入時にはさらに吸収性膜を応用したGBRを行い、2 stage approachによる歯槽堤増大を計画した。

症例4-a　術前（2004年）の正面観。交通事故により、両側上顎中切歯とその周囲の歯槽骨を喪失した。

症例4-b　上顎前歯部位の咬合面観。頬舌的な骨吸収がみられる。特に、唇側は大きく骨が欠損している。

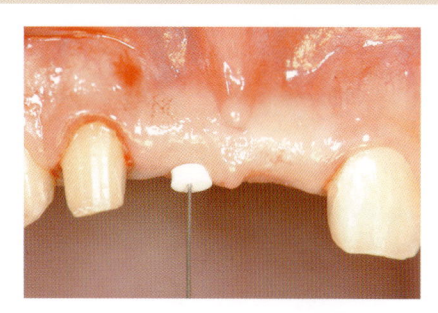

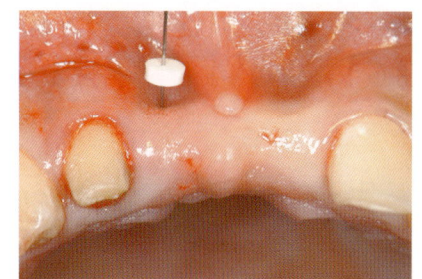

症例4-c　術前のデンタルX線写真。

症例4-d　術前CT所見。唇側の骨欠損が大きく、インプラントを埋入するのに必要な骨幅が確保できない。この症例では、GBR後に骨が熟成するのを待って、フィクスチャーを埋入するVRA段階法が選択された。

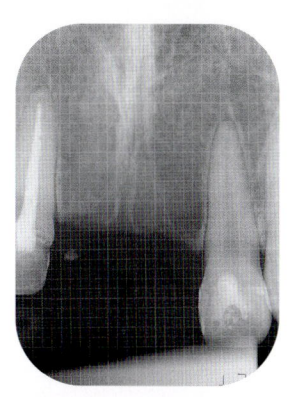

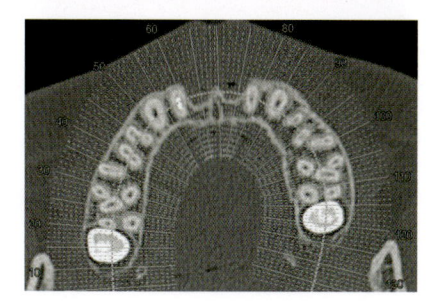

症例4-e　全層弁にて粘膜骨膜弁を剥離した。根尖部位の骨が広範囲に吸収している。歯槽頂部の顎堤の幅は約1.5～2 mmと薄く、同時埋入は不可能な状態である。

症例4-f　欠損部に骨補填材料を塡入した。

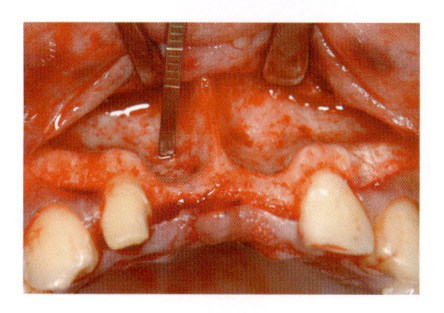

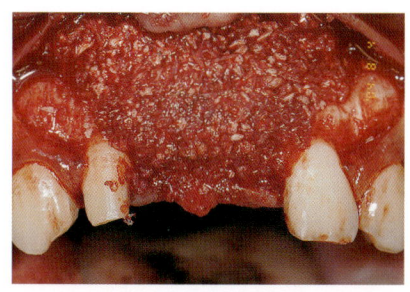

症例4-g　VRA一次手術後、4ヵ月の治癒期間をおき、フィクスチャーを埋入した。さらに骨を増大させるため、再度GBRを行った。

症例4-h　メンブレン除去時の口腔内写真。フィクスチャー周囲は造成された骨で覆われている。

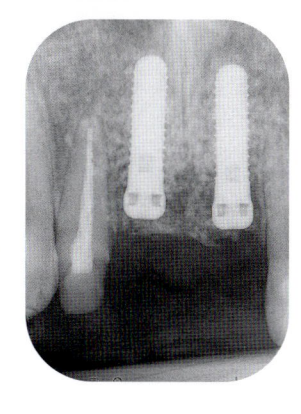

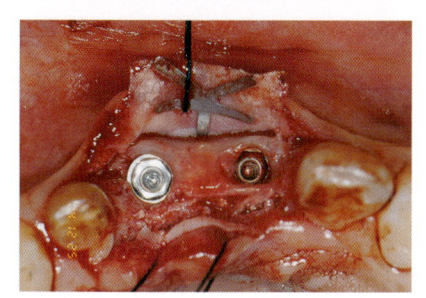

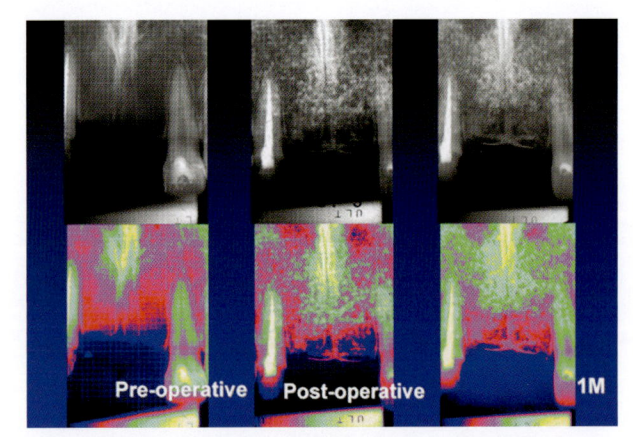

症例4-i　アルミ当量画像で骨密度の変化を観察した。

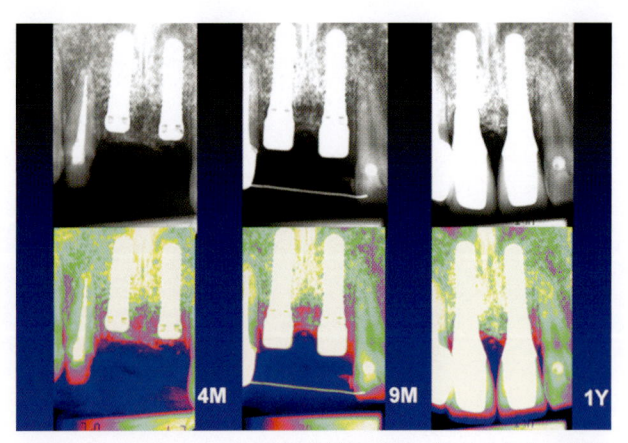

症例4-j　フィクスチャー周囲の骨が時間の経過とともに熟成していく様子が観察できる。

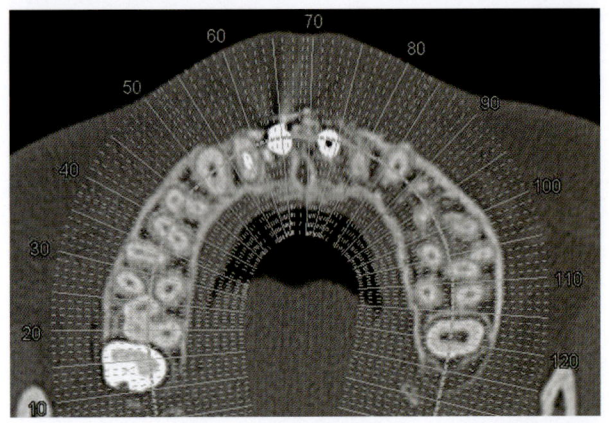

症例4-k　2006年3月、上部構造装着から6ヵ月後。フィクスチャー周囲には幅2mmの骨が存在している。

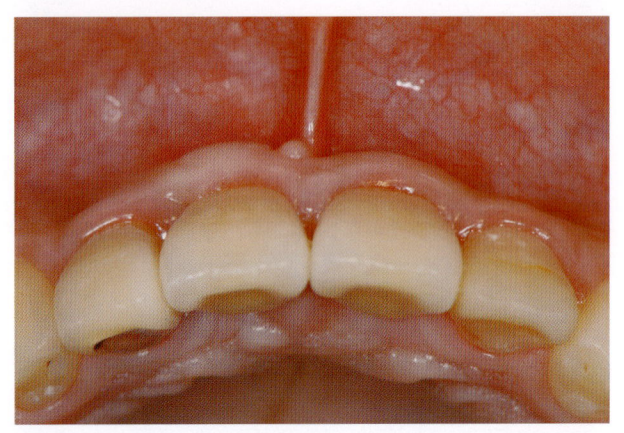

症例4-l　2006年3月。フィクスチャー周囲には、骨と同時に厚い歯肉も必要となる。

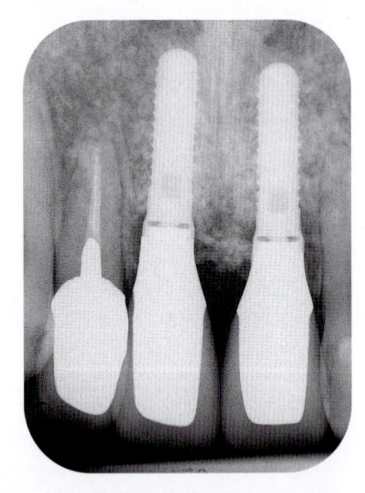

症例4-m　上部構造装着時のデンタルX線写真。

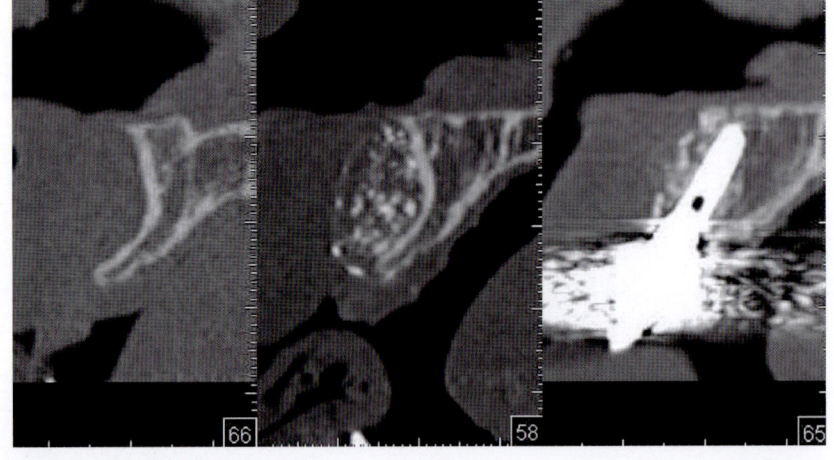

症例4-n　2004年7月21日：術前（左）、2004年8月9日：GBR後（中央）、2006年3月16日：上部構造装着後（右）。フィクスチャーは、ほぼ造成された骨の中に埋入されている。

結論

　GBRのスペースメイキングとして骨補填材料が有効であることが知られているが、天然歯周囲のGTRで骨補填材料を使用した場合においても、アルミ当量画像で観察したところ、良好な結果を得た（症例1）。
　また、PRPを混入した症例と混入していない症例を比較すると、PRPを混入した症例のほうが、吸収性の骨補

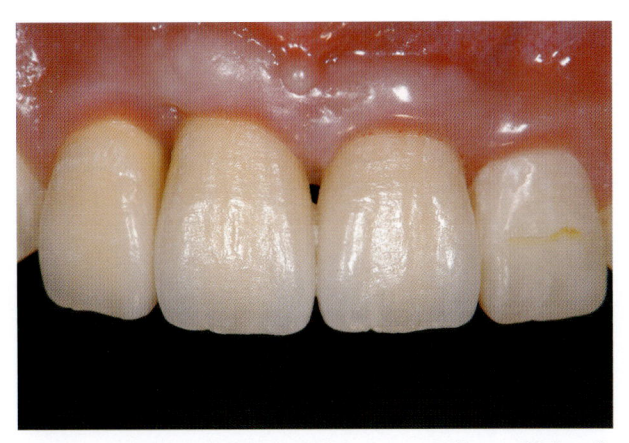

症例4-o　2006年、上部構造装着から6ヵ月後の口腔内。歯肉の退縮はみられない。

表1　インプラントによる審美修復の必要条件

硬組織	インプラント周囲に幅2mm以上の骨が存在すること
軟組織	天然歯より十分厚い歯肉が存在すること

填材料がより早く骨に置換していることが観察された（症例2）。

GBRにおいても、吸収性骨補填材料は骨に置換し、非吸収性骨補填材料は周囲を骨に覆われることで安定した状態となり、長期にわたるリモデリングにおいて、自然の顎堤よりも吸収が起こりにくいことがわかった（症例3、4）[8]。

症例4の長期予後を観察した結果、インプラント周囲に幅2mm以上の骨と、天然歯以上の厚みをもった歯肉が審美性を維持するためには必要であるということが考察された（表1）。

予知性のある確実な骨環境の改善は、再生医療、ゲノムサイエンス[9~11]の発達とともに今後ますます進化していくであろう。

謝辞

今回の執筆にあたってご指導、ご協力をしてくださった糸瀬正通先生、牧角新蔵先生、下川公一先生、IPOI研究会、ICOI極東支部の諸先生、原田武洋先生、北嶋禎治先生、福岡めぐみ先生、台北医学大学教授・李　勝揚先生、王　敦正先生、ミシガン大学歯周病学講座教授・Hom-Lay Wang先生、神奈川歯科大学教授・高橋常男先生、日本大学松戸歯学部教授・安孫子宜光先生、IPOI実践4ヵ月ベーシックコース、IPOI実践4ヵ月マスターコースのインストラクターの諸先生方に深く感謝します。

参考文献

1. Wang HL. Carroll MJ. Guided bone regeneration using bone grafts and collagen membranes. Quintessence International. 2001 ; 32(7) : 504-515.
2. Simion M, Fontana F, Rasperini G, Maiorana C. Long-term evaluation of osseointegrated implants placed in sites augmentation with sinus floor elevation associated with vertical ridge augmentation : a retrospective study of 38 consecutive implants with 1-to 7-year follow-up. Int J Periodontics Rest Dent. 2004 ; 24(3) : 208-21.
3. 山道信之．インプラント治療に必要な骨環境改善について．診断治療計画術式を考える．第1回　下顎編．Quintessence DENT Implantol 2001 ; 8 (1) : 117-124.
4. 山道信之．インプラント治療に必要な骨環境改善について．診断治療計画術式を考える．第2回　上顎編．Quintessence DENT Implantol 2001 ; 8 (2) : 109-119.
5. 山道信之，林佳明，牧角新蔵，河原三明，水上哲也．インプラントイマジネーション．さらなる適応症拡大への技．東京：クインテッセンス出版．2004．
6. Robert E. Marx, Garg KA（著），香月　武，林　佳明（監訳），糸瀬辰昌（翻訳）．多血小板血漿（PRP）の口腔への応用．東京：クインテッセンス出版．2006．
7. Tinti C, Vincenzi G, Cortellini P, Pini Prato G, Clauser C. Guided tissue regeneration in the treatment of human facial recession. A12-case report. J Periodontol 1992 ; 63 : 554-560.
8. Wang HL, Misch C, Neiva RF. "Sandwich" bone augmentation technique : rationale and report of pilot cases. Int J Periodontics Rest Dent 2004 ; 24(3) : 232-245.
9. 河原三明，浜島進，多田充裕，笹原廣重　ほか. Effect of Low-Level Laser Irradiation on Macrophage Inhibitory Factor Gene Expression in OsteoBlasts 日本口腔インプラント学会誌．2004 ; 17 : 3-12.
10. 安孫子宜光．新世紀の歯科診断と歯科治療遺伝子診断・治療．日歯医学会誌．2001 ; 20 : 18-24.
11. Abiko Y, Hiratsuka K, Hamajima S, Ohta M, Ide K, Sasahara H. Genome science-based gene expression monitoring in osteoblasts aitered by low-level laser irradiation, Laser in Dentistry, Revolution of Dental Treatment in the new millennium. Int Congr Ser. 2003 ; 1248 : 433-436.

インプラント治療における硬組織のマネージメント

Management of Hard Tissue in Implant Treatment

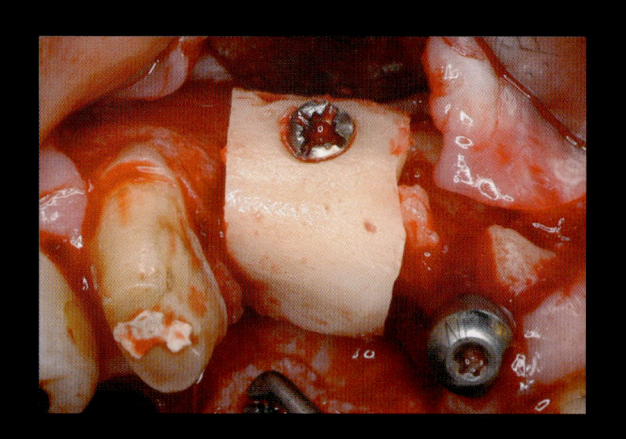

白鳥清人
（白鳥歯科インプラントセンター）

Kiyoto Shiratori
(Shiratori Dental Imprant Center)

はじめに

オッセオインテグレーションの原理に基づいたチタンインプラントは、無歯顎患者の咬合のリハビリテーションから始まり、今日ではあらゆる欠損歯列を有する患者に用いられており、良好な長期臨床成績をもたらしている[1〜4]。

さらに、過去20年を振り返ってみると、インプラント治療の進歩は驚くものがある。インプラント治療を行う部位の顎堤が不足している症例に対しては、盛んに骨再生療法（Guided Bone Regeneration；GBR）が行われるようになり、多くの患者に恩恵をもたらした[5〜7]。今日では、

1．コーンビームCTの活用
2．さまざまの外科術式の確立
3．ピエゾエレクトリックサージェリーの活用
4．フィクスチャーの表面性状と形態の開発
5．補綴コンポーネントの進化

に伴い、高い予知性、審美性の回復、外科侵襲の軽減と時間の短縮が可能となり、あらゆる欠損症例に対してもインプラント治療が可能になったといっても過言ではない。

これらのさまざまな顎骨欠損形態に対応するため、あるいは、より高い審美性を獲得するために現在多くのアドバンス的な手術法が報告されている。われわれ術者は、これらの中からできる限り最小限で最大の効果的な治療を患者に提供していかなくてはならず、そのため、より多くの知識、治療技術、治療設備が要求される。

硬組織の付加的な取り扱いとして、以下のような方法が挙げられる。

1．Nothing
2．Short Implant

3. Tilting of implants (All-on-4)
4. Bone transplantation
5. Guided bone regeneration (GBR)
6. Split-crest technique
7. Osteotome technique
8. Sinus lift: Lateral method
9. Distraction osteogenesis

今回は、硬組織の取り扱いについて上記の項目に沿って臨床例を示しながら「最小限の治療で最大の効果」をキーワードに考察する。

1. Nothing

顎骨の吸収の進んだ症例に対しても、CT画像による正確な診査の基、できる限り付加的外科手術を回避してインプラント治療をすべきであると考え、硬組織の取り扱いの最初の項目1として付加的手術をできるだけ避けるという意味から「Nothing」とした。

インプラント治療は、ソフトとハードの進歩によって外科主導の機能優先の治療から補綴主導型の審美性を重視したインプラント治療へと変わってきた。しかしながら、審美性の獲得と、治療期間および外科侵襲は対極にあることが多く、どちらかが犠牲となることもあり、われわれは患者個々のプライオリティーによって治療オプションの中からその患者にとって最適、最良の治療方法を選択していかなくてはならない。いわゆる「患者主導型のインプラント治療」が求められるようになってきた。
治療方針は、
①局所の解剖学的な形態
②理想的な補綴物
③患者の望む治療方法と治療結果
これらの3方向から検討していかなくてはならない。そのために綿密な診査、資料採取を行い、的確な診断を下し治療方針を決定していく。具体的には、一般的診査のほか、診断用ワックスアップと模型の咬合器付着、CT撮影、画像診断ソフトの活用が重要となり、これらの資料による手術シミュレーションの基で、治療期間、治療費、外科的侵襲、予測される治療結果、リスクを提示して患者とともに治療方針が決定される。

症例1は、下顎遊離端欠損症例である。左側は|5の歯牙周囲から根尖に及ぶ感染に伴う骨欠損と|3 4部の顎骨の頬舌的幅径の減少、右側は5|の頬側骨吸収と7|の垂直的高さの不足などの問題点が挙げられる。この症例では、|5にGBR、|3 4にベニアグラフト、5|にGBR、7|にはオンレーグラフト、ディストラクション、あるいは埋入不可という診断も考えられるが、SimPlantにより、最小限の外科侵襲で審美的、機能的に満足のいく治療結果が得られ、治療期間も最小限に治療が終わった(図1〜8)。

|5は、歯槽骨の吸収が大きいのでポンティックとしてその欠損部には形成時の粉砕骨を填塞した。5|の骨欠損部は埋入と同時に5|と同様形成時の粉砕骨を填塞した。7|にはショートインプラントを使うことで左右同時に1回の手術で3ヵ月後には補綴物の装着ができた。

2. Short Implant

10mm以下のショートインプラントにおいても、高い予知性が臨床報告されている[8,9]。

これは、インプラントのインテグレーションという骨との結合様式が歯根膜を介する天然歯と異なるため一般的に天然歯で言われる歯冠歯根比の関係は成立しないためといわれている(図9)。症例2の下顎右側は下歯槽管の位置が比較的高い患者で顎骨の吸収も大きく垂直的にも水平的にも骨量が不足しているケースであり、付着歯肉の量も不足している。硬組織への対応としては、GBR、オンレーグラフト、ディストラクションなども考えられるがショートインプラントを用い、粘膜に対しては角化粘膜をインプラント周囲に移動することで1回の施術で対応した(図10〜13)。

症例3は、上顎歯槽骨の全顎にわたる吸収が大きいが、左右上顎洞の最小限の挙上を行い、ショートインプラントで対応することによって1回で手術が終わった(図14-a〜f)。

症例1　シミュレーションソフトを使用したインプラント治療（図1～8）

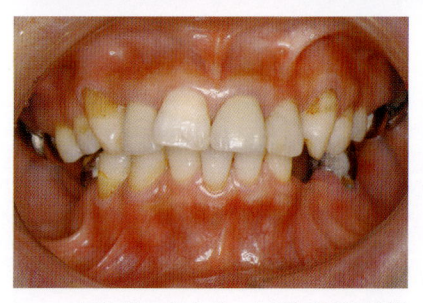

図1　初診時54歳女性。下顎両側遊離端欠損症例。咀嚼障害を主訴にインプラント治療を希望されて来院。

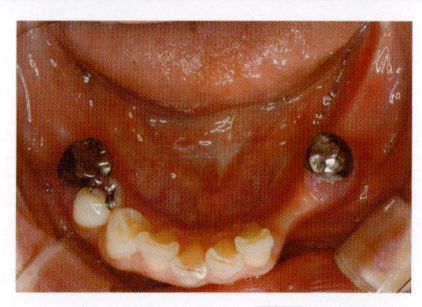

図2　同下顎咬合面観。3 4部は頬舌的な顎骨の吸収が観察される。4は歯根破折していた。

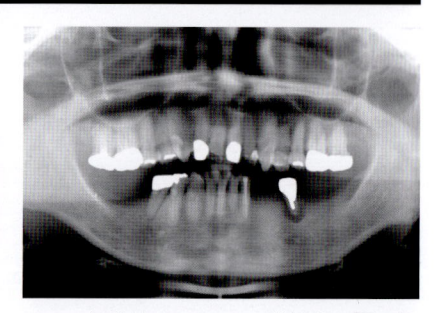

図3　初診時パノラマX線写真。5の根尖におよぶX線透過像と7の垂直的な顎骨の吸収が観察される。

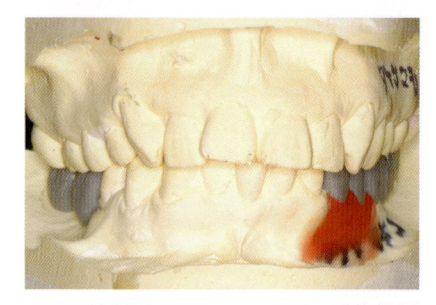

図4　診断用ワックスアップ。最終補綴の設計を行い、そこからラジオグラフィックガイドによって歯槽骨の状態を診断し、サージガイドを用いてインプラントの埋入を行う。

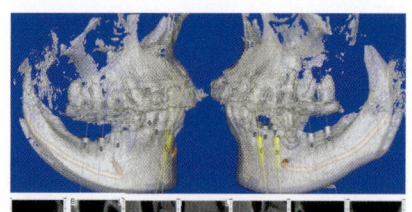

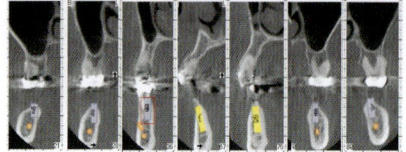

図5　CTデータによる3D画像とアキシャル画像でのシミュレーション（SimPlant™）。

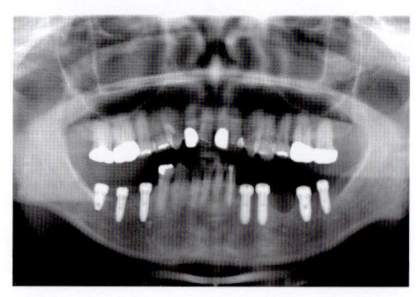

図6　術後パノラマX線画像。サージガイドにより適正な位置にインプラントが埋入された。

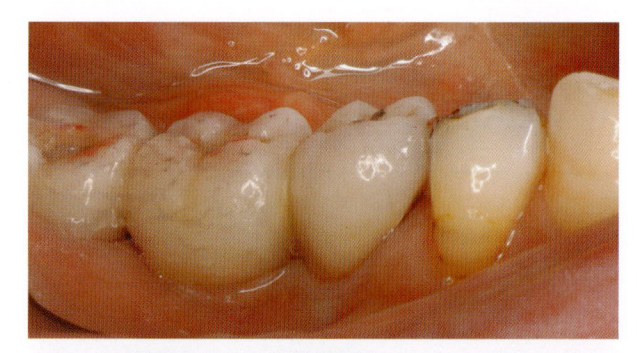

図7　右側補綴物セット後頬側面観。

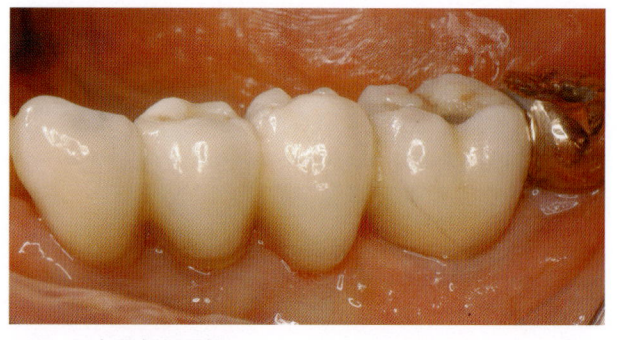

図8　同左側頬側面観。

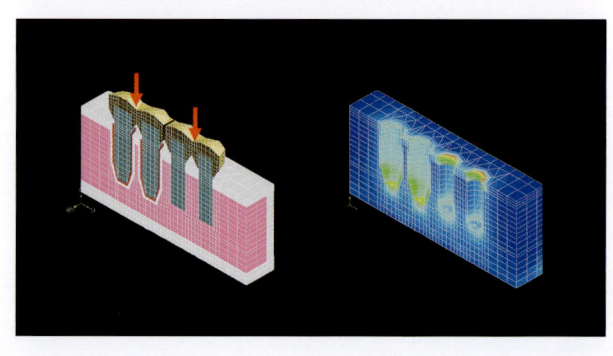

図9　有限要素解析のモデルを示す。左2本は天然歯を補綴物で連結しており、右の2本はインプラントを補綴物で連結して上方より応力をかけた。右図は骨内の応力分布を示す。天然歯は、根先部に応力が集中するが、骨に強固にインテグレーションしたインプラントの場合インプラント体頸部の周囲に応力が集中する。（九州大学大学院歯学研究院口腔機能修復学講座　松下先生のご好意により引用・改変）。

症例2　ショートインプラントの応用（図10〜13）

図10　7 6 5 | 6 欠損症例。右側は歯槽骨の頬舌的な欠損と角化粘膜の減少が観察できる。

図11　補綴物セット後のパノラマX線写真。

図12　補綴物セット前の軟組織の状態。角化粘膜内の切開と頬側への移動により、インプラント周囲にわずかではあるが角化粘膜が獲得できた。

図13　最終補綴物セット。右側ショートインプラント部は、審美性の獲得と構造的な強度を図るためジルコボンドの連結冠とした。

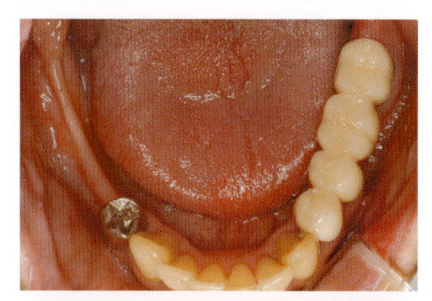

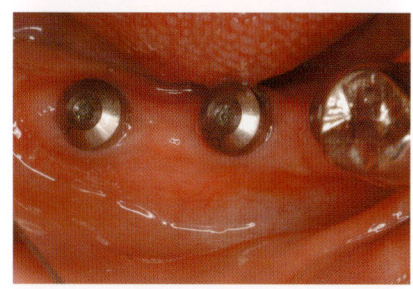

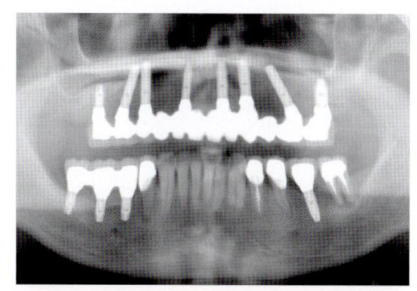

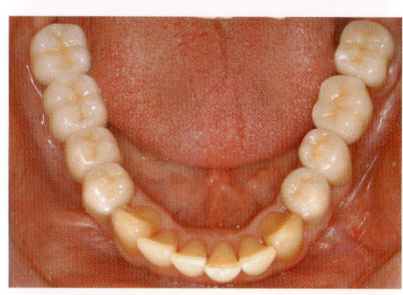

症例3　ショートインプラントとAll-on 4（図14-a〜i）

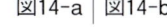

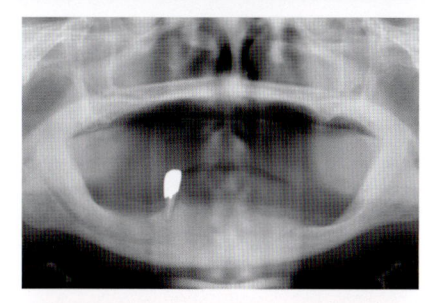

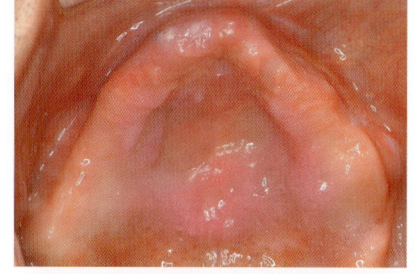

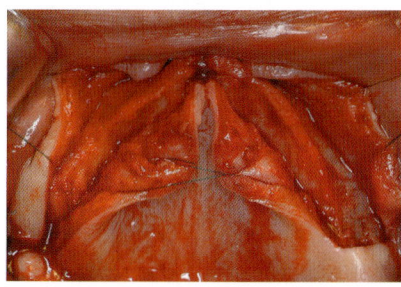

図14-a、b　義歯による咀嚼障害を主訴にインプラント治療を希望されて来院。上下とも顎骨の吸収が大きい。

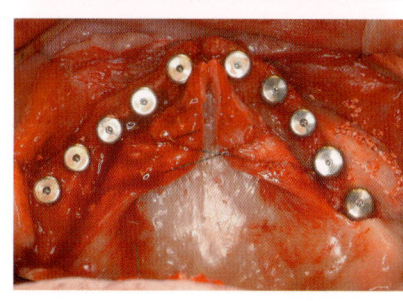

図14-c〜e　萎縮した顎堤に対するインプラントは、左側後方2本がサイナスリフト、右側後方1本がソケットリフトとなったが、ショートインプラントの応用で最低限の挙上で1回の手術で対応した。

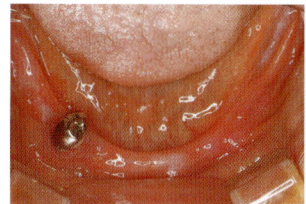

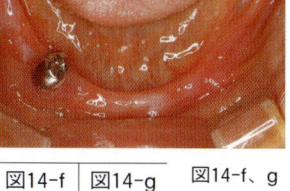

図14-f、g　下顎オトガイ孔間の傾斜埋入。後方の2本のインプラントは、30°角度付アバットメントにより角度補正。

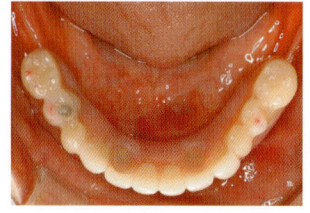

図14-h　即時暫間補綴物。手術後同日に装着。

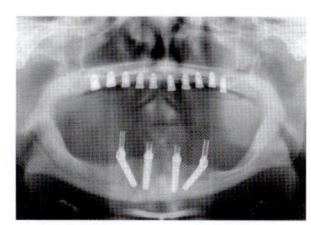

図14-i　パノラマX線写真。

症例4　フラップレスサージェリーと即時負荷（図15-a〜d）

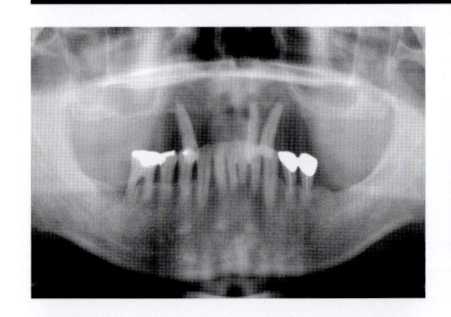

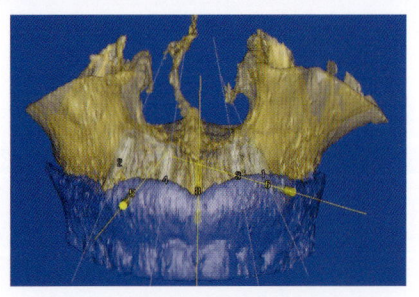

図15-a｜図15-b

図15-a　55歳男性。上顎残存歯の動揺、咀嚼障害により来院。
図15-b　CTのDICOMデータをもとにSimPlantによって治療計画を立て、サージガイド（セーフシステム™）をインターネットを使って製作依頼する。

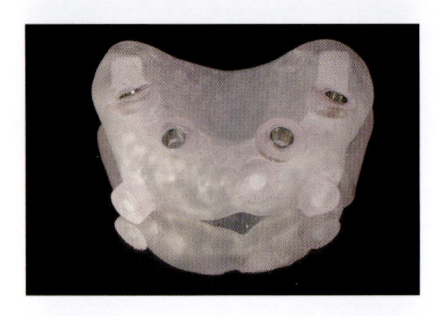

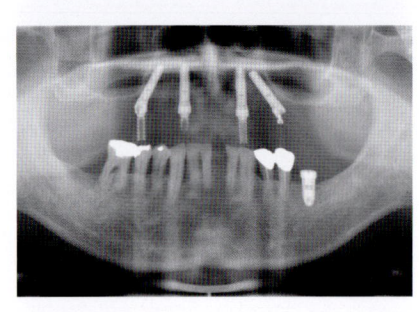

図15-c｜図15-d

図15-c　仕上ってきたサージガイド。ガイドの使用によってフラップレス手術と同時に術前に用意した補綴物を装着できる。
図15-d　埋入後のパノラマX線写真。設計通りのインプラント埋入が確認できる。

3. Tilting of implants (All-on-4)

　顎骨の吸収により歯軸方向にインプラントが埋入できないケースにおいても、三次元的に顎骨を観察することで付加的な外科処置を行うことなく、残存骨内に傾斜埋入をすることができる。傾斜埋入は、多くの論文で高い成功率が臨床報告がされている[10〜12]。

　症例3、症例4は「All-on-4」といわれる典型症例であり、症例3ではオトガイ孔間（図14-f〜i）、症例4では上顎洞前壁間の顎骨にインプラントを傾斜埋入することで、即時付加させた症例である（図15-a〜d）。

　また、横河マテリアライズ社のセーフシステム™あるいはノーベルバイオケア社のノーベルガイド™などのサージガイドの使用により低侵襲なフラップレスの手術も可能となる。

4. Bone transplantation、5. GBR

　現在、GBRはメンブレンおよび骨補填材などの違いにより、さまざまな方法が報告されている。筆者は、欠損の大きな症例あるいは垂直的方向、外側方向への硬組織の再生は、ほとんど自家骨移植を行っており、非吸収性メンブレンあるいは他家骨、異種骨の移植材は使用していない。非吸収性メンブレンは、術後のメンブレン露出のリスクが高いこととメンブレン除去後の吸収量が予測しにくい。また、移植材は自家骨を第一選択とし、ボリューム的に自家骨が不足するときは、補助的にβ-TCPを使用する。

　症例5〜7の自家骨の移植は、骨欠損形態によりK-トレファンバーによる粉砕骨、ボーンミル、骨のベンディングプライヤーによる砕いた骨、あるいはブロック骨を使い分けている。内側性の欠損では粉砕骨を、外側性の欠損にはブロック骨を移植材として選択している（図16〜18）。

　特に、症例8のように審美性が高く要求される部位の多数歯の欠損では、皮質骨のブロック状の自家骨移植がもっとも予知性が高いと考える（図19）。

　症例9は、交通外傷による下顎前歯部の欠損症例であり、このようなケースでは、インプラントの埋入と同一部位から骨採取ができることと、前歯部に歯牙が欠損していることから術後知覚異常の後遺症の懸念がないため、オトガイ部からの骨採取が有効である（図20）。

インプラント治療における軟組織のマネージメント

症例5　下顎枝外側からのブロック骨移植（図16-a～k）

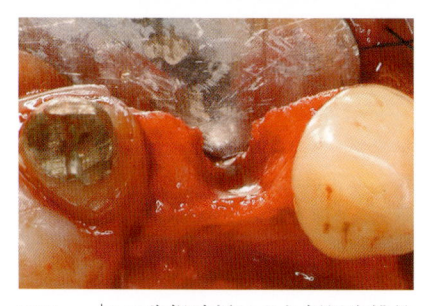

図16-a　|2の歯根破折により頬側歯槽骨は根尖部まで失われている。

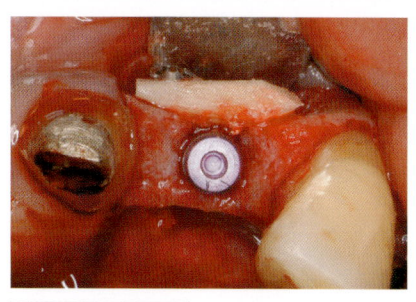

図16-b｜図16-c

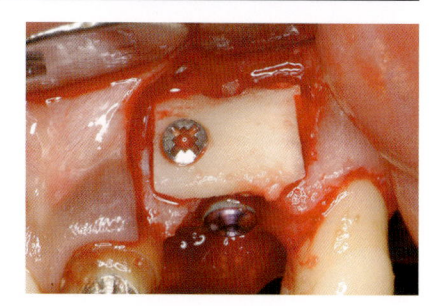

図16-b、c　インプラント体を規範の位置に埋入後、下顎枝外側部からの移植骨を採取しスクリューにて固定する。頬側は3mmほどの厚みを確保する。

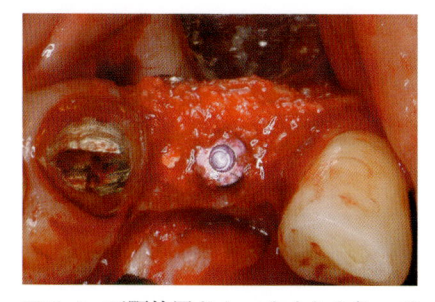

図16-d　下顎枝同ドナーサイトより、ボーンスクレイパーにて採取した骨片にて移植骨と歯槽骨との空隙を埋める。

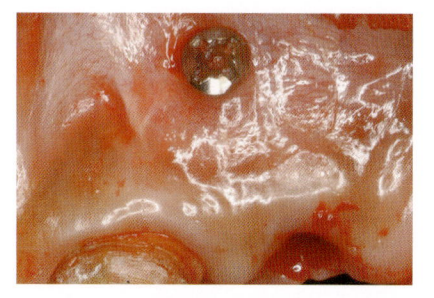

図16-e　二次手術時。スクリューはわずかな切開で除去できるため、粘膜の剥離は不要。

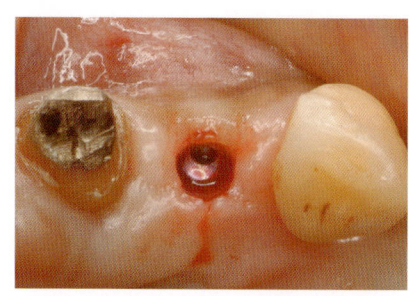

図16-f　インプラントの位置が適正で歯槽骨の増大が十分にされれば、付加的な軟組織の手術は不要である。やや口蓋側よりに小さめに歯肉パンチを用いて粘膜の切開を行う。

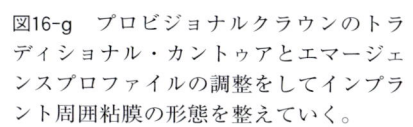

図16-g｜図16-h

図16-g　プロビジョナルクラウンのトラディショナル・カントゥアとエマージェンスプロファイルの調整をしてインプラント周囲粘膜の形態を整えていく。

図16-h　ジルコニアアバットメント装着時。

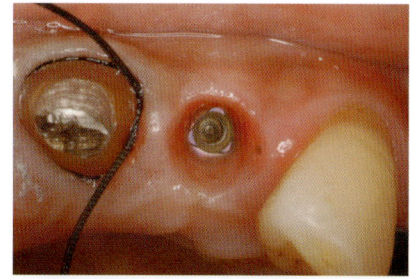

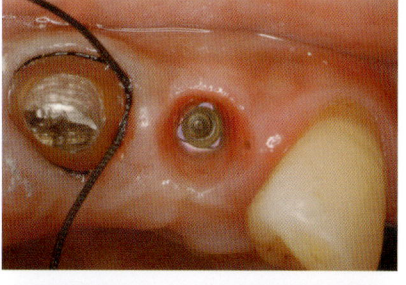

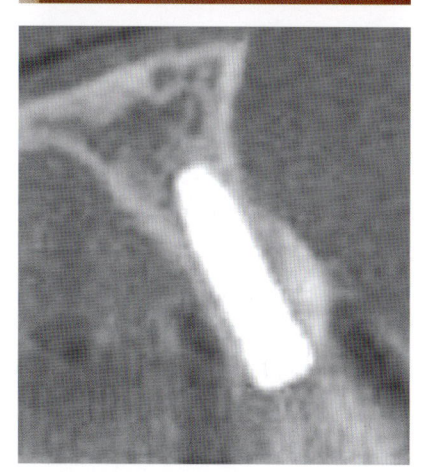

図16-i　オールセラッミッククラウン（CEREC 3システム）の上部構造セット時。

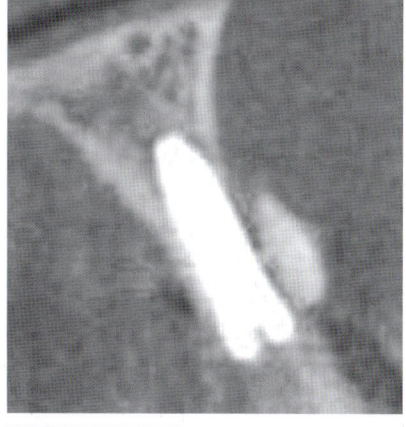

図16-j｜図16-k

図16-j、k　自家骨移植時と4ヵ月後のX線CT画像。頬側移植骨が適応している様子が観察できる。

77

シンポジウム 2

症例 6　形成時の粉砕骨の填塞（図17-a～d）

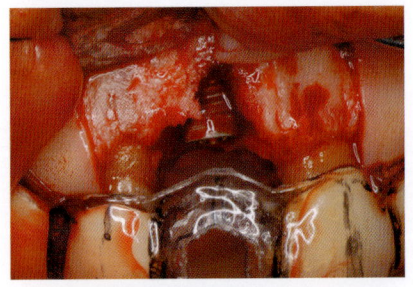

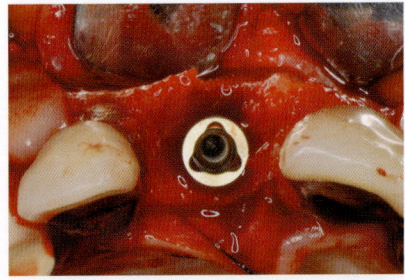

図17-a｜図17-b

図17-a　1｜歯根破折によって抜歯され、抜歯後6週間後の状態。

図17-b　インプラントを規範の位置に埋入。頬側の骨は薄くではあるが鋭縁が残っており内側性の欠損形態である。

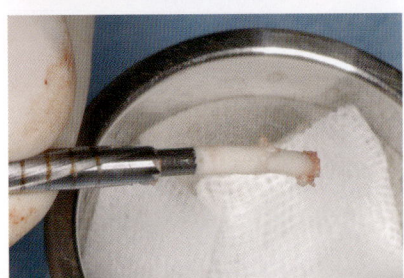

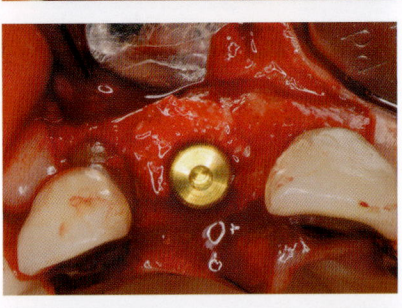

図17-c｜図17-d

図17-c　インプラント床形成時の粉砕骨をK-トレフィンドリルで採取。

図17-d　欠損部に歯槽骨の連続性を持った形態になるように粉砕骨を填塞。

症例 7　サドルグラフト（図18-a～f）

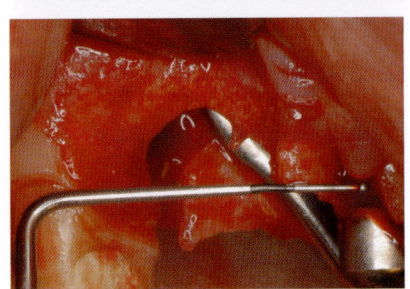

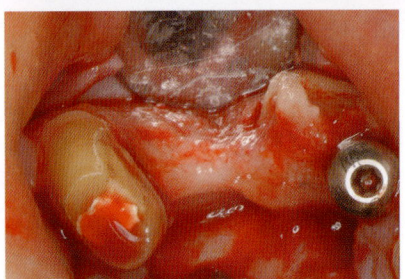

図18-a｜図18-b

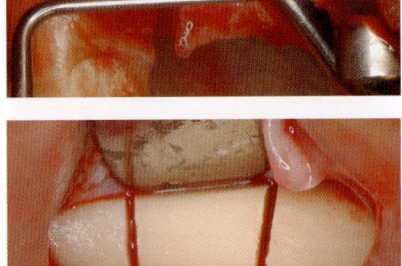

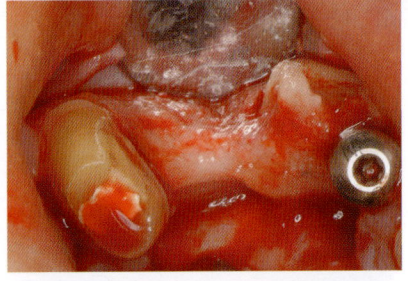

図18-a、b　3｜部の欠損。水平的にも垂直的にも歯槽骨が萎縮した状態で治癒している。

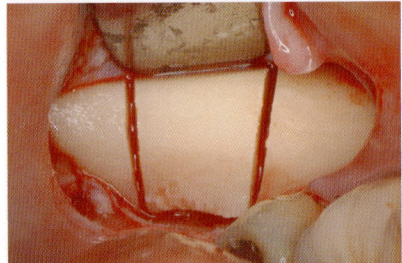

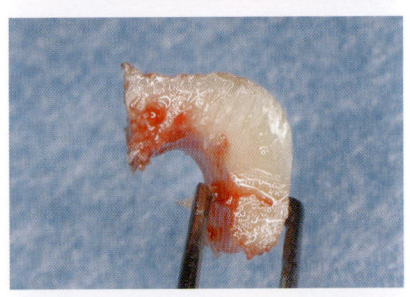

図18-c｜図18-d

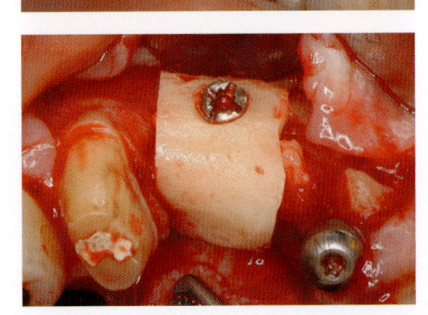

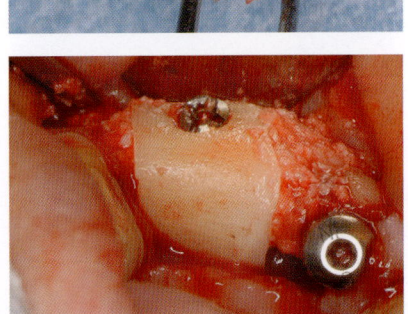

図18-c　下顎枝外側部より欠損形態に調和する形態でブロック骨をピエゾサージェリーを用いて採取。

図18-d　サドル状に採取された骨片。

図18-e｜図18-f

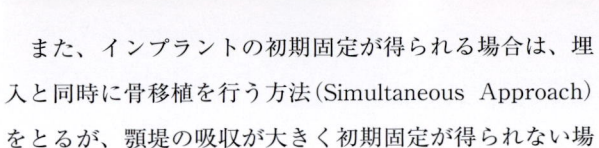

図18-e、f　欠損部に適合するように調整してボーンスクリューにて固定後、粉砕骨を間隙に填塞。

　また、インプラントの初期固定が得られる場合は、埋入と同時に骨移植を行う方法（Simultaneous Approach）をとるが、顎堤の吸収が大きく初期固定が得られない場合は、症例10のように骨造成が完了した状態で行う2回法（Staged Approach）で対応する（図21）。

インプラント治療における軟組織のマネージメント

症例8　連続的頬側骨欠損へのベニアグラフト（図19-a～h）

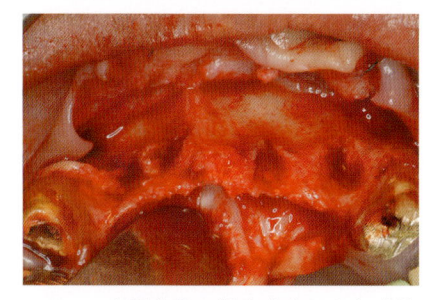

図19-a　上顎前歯の根尖病変により感染、抜歯。唇側骨の吸収が認められる。

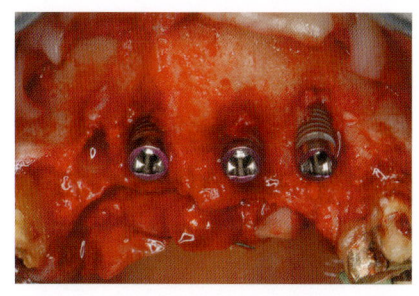

図19-b　サージカルガイドを用いて理想的な位置にインプラント体を埋入。

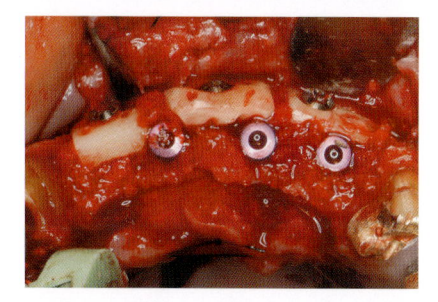

図19-c　下顎枝より採取したブロック骨を調整後ボーンスクリューにて固定。

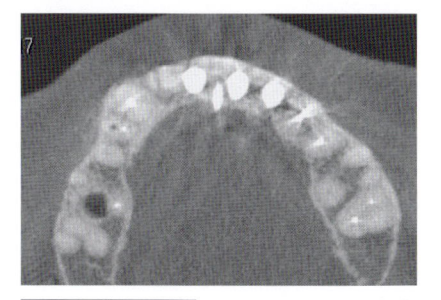

| 図19-d | 図19-e |

図19-d、e　術後のX線CT画像。

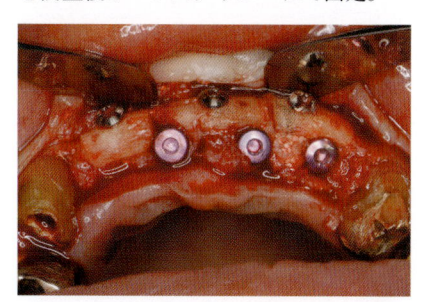

図19-f　4ヵ月後の二次手術時。下顎枝の皮質骨は吸収が少ない。

| 図19-g | 図19-h |

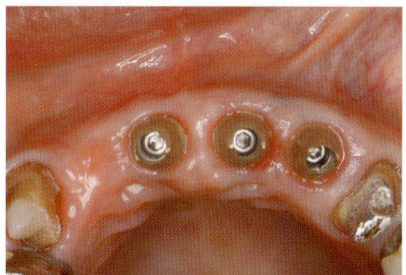

図19-g　補綴物セット時の咬合面観。
図19-h　補綴物セット後1年6ヵ月。

症例9　オトガイからのベニアグラフト（図20-a～d）

| 図20-a | 図20-b |

図20-a　交通事故により上・下顎前歯部歯槽骨骨折および下顎前歯の歯牙脱臼。オトガイ部からの骨採取は下顎前歯部の知覚異常を引き起こすリスクがあるが、歯牙欠損症例ではその危険性はなく埋入と同一部位から採取が可能である。

図20-b　ブロック骨の湾曲形態がそのまま歯槽形態に適応する。

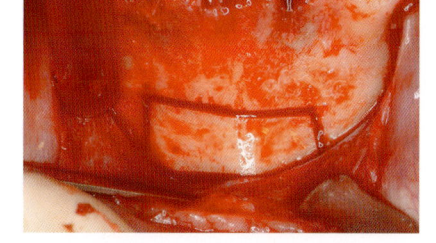

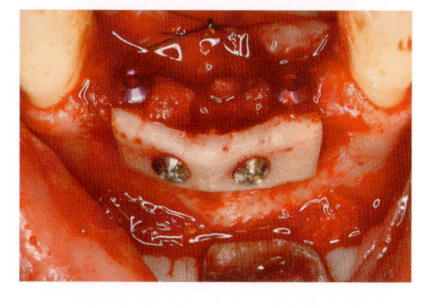

| 図20-c | 図20-d |

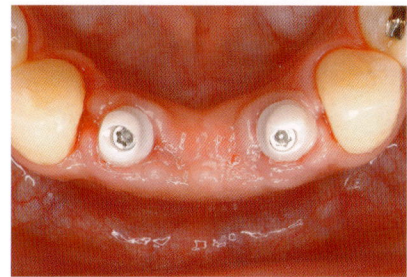

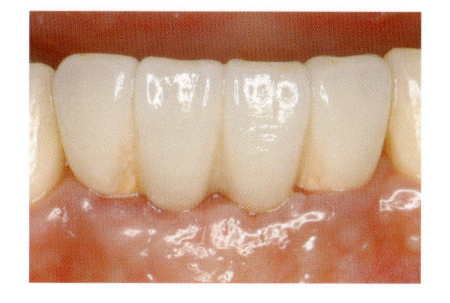

図20-c、d　ジルコニアアバットメント装着時と補綴物セット後1年。

79

症例10 Staged Approach（図21-a〜d）

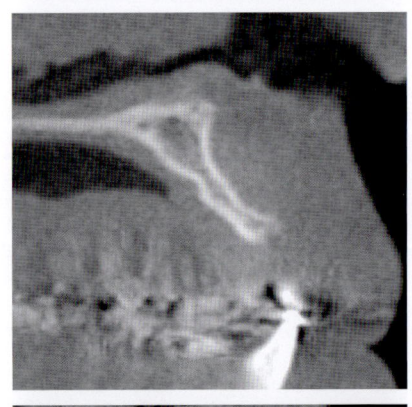

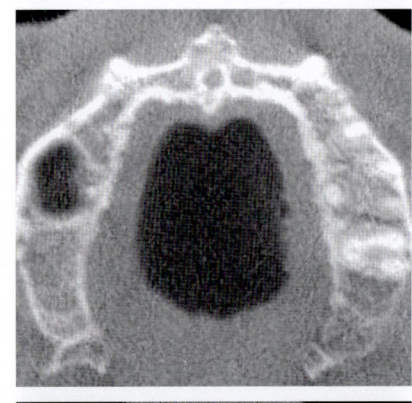

図21-a　図21-b

図21-a、b　上顎前歯部の欠損症例。インプラント体を規範の位置に固定できないため、Staged Approachとした。

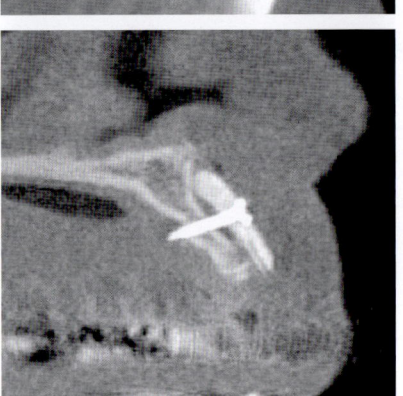

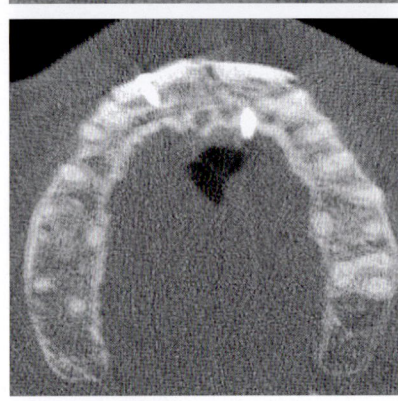

図21-c　図21-d

図21-c、d　自家骨移植後のX線CT画像。

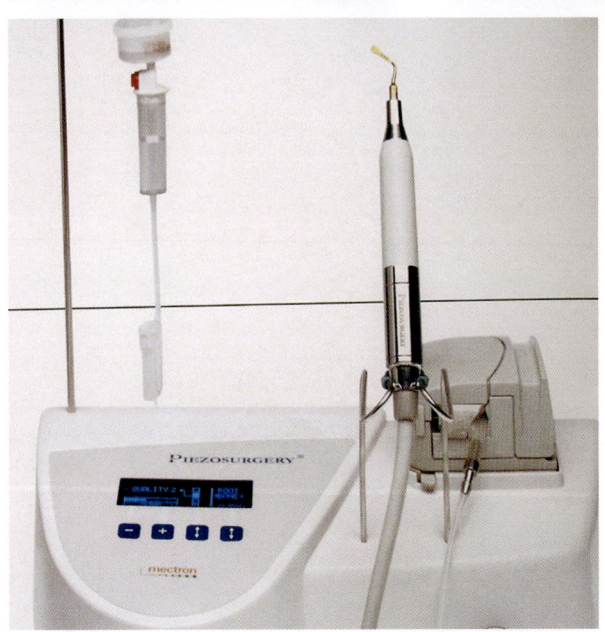

図22　ピエゾサージェリー（MECTRON S.P.A）。粘膜を傷つけにくく、薄く骨の切開ができる。

6. Split-crest technique

　Split-crest techniqueは、Simionらによって最初に報告されたテクニックであるが[13]、筆者は2005年よりピエゾサージェリー（図22）を骨の切開に応用し、良好な結果を得ている。顎骨の幅が狭い場合に骨にスプリットを作って水平的に拡大し、インプラント埋入後内側の欠損部に骨補填材を填塞するテクニックで、ピエゾサージェリーの使用によって症例11のように正確に深いスプリットが形成できるようになり適応範囲が広がった（図23）。

症例11　スプリットクレスト（図23-a～c）

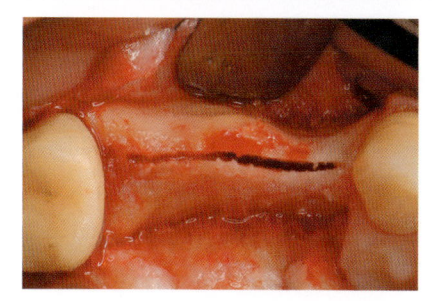

図23-a　5 4 の欠損。歯槽骨は頰舌的な厚みが少ない。ピエゾサージェリーにてほぼ中央部を約10mmの深さで犬歯遠心部より第一大臼歯近心部まで切開する。

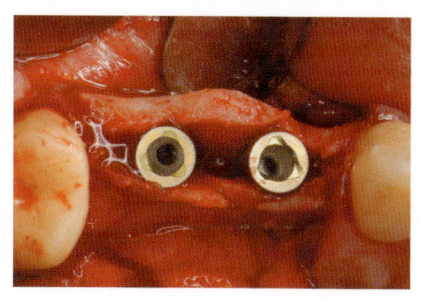

図23-b　リッジエクスパンディングチゼル（ACE）にてスプリット拡大し、リプレイスセレクトテーパードRPを埋入。

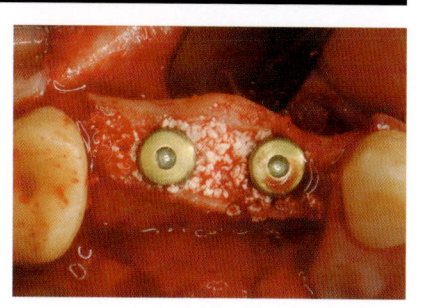

図23-c　スプリット部にβ-TCPを補填。

症例12　ソケットリフト（図24-a～d）

図24-a | 図24-b

図24-a　上顎臼歯部の垂直的な歯槽骨の高さが不足した症例。ピエゾサージェリーにてインプラント床を形成後、インプラント床からACEサイナスリフトキュレットにて上顎洞粘膜を挙上したところ。

図24-b　上顎洞粘膜下にβ-TCPを填塞し、インプラントを35Ncmで埋入。サイナスリフトより外科的侵襲が少なく1回法で処置できた。

図24-c | 図24-d

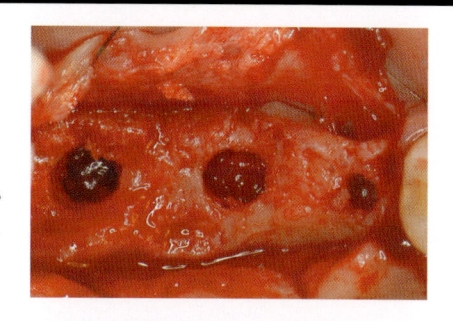

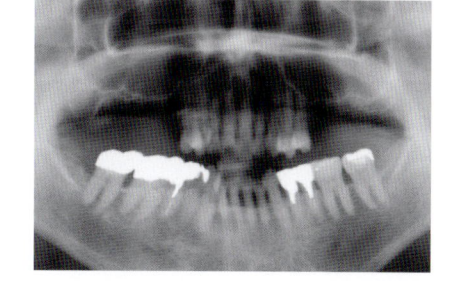

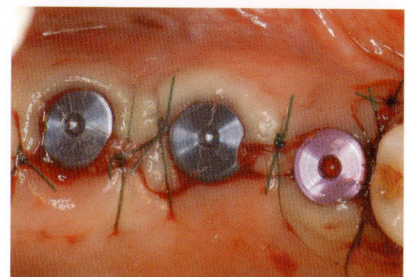

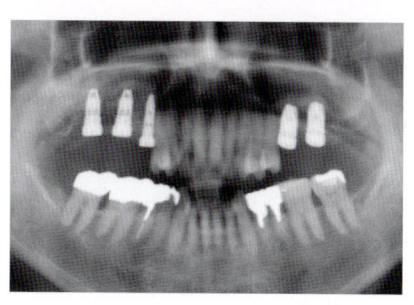

図24-c、d　術前と術後のパノラマX線写真。

7. Osteotome technique

洞底から歯槽頂までの垂直的骨量の不足には、Osteotome techniqueとSinus Liftが適応される。Osteotome techniqueは1994年にSummersによってオステオトームによって削られた骨と骨補填材を洞内に押し上げる方法として報告された[15]。垂直的な骨の残存量が4mm以下では予知性が低いとの報告[16]もあるが、慎重な形成を行い確実な初期固定が得られれば、症例12のようにオステオトームテクニックのほうがサイナスリフトより外科侵襲、治療期間の面から患者のメリットは高い（図24）。

8. Sinus lift: Lateral method

サイナスリフトは、上顎臼歯部の垂直的骨量が不足している場合に適応され、多くの臨床報告があり、良好な予後が証明されている。しかし、外科侵襲は他の方法と比較して大きくなるため、臨床においては慎重に外科術式を選択していかなくてはならない。

症例13は上顎洞内に隔壁が2箇所にあり複雑な形態をしていたため、ソケットリフトではなくサイナスリフトを選択した（図25）。

症例13　サイナスリフト（図25-a～d）

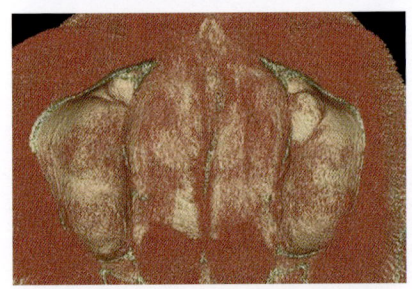

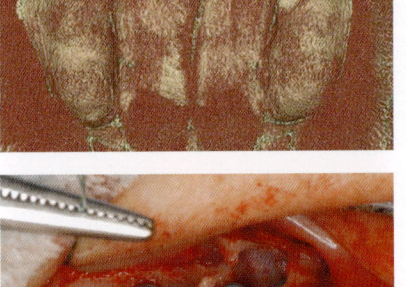

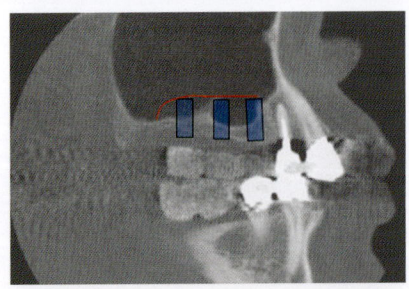

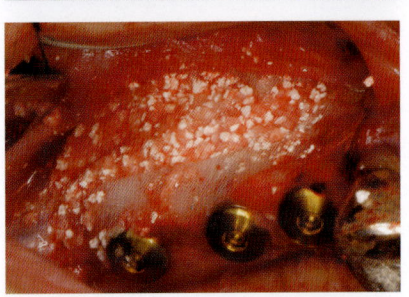

図25-a ｜ 図25-b

図25-a、b　上顎洞内に複雑な隔壁があるこのような症例は、X線、CT画像をもとにアクセス方法を綿密に計画する必要がある。

図25-c ｜ 図25-d

図25-c、d　隔壁の形態から上顎骨外側壁に近遠心的な長方形の窓を隔壁を越えて1つ作る。骨切除と上顎洞粘膜の挙上はピエゾサージェリーを使用。外側の骨片は、はずしてインプラントの上部へ固定し、レイマスから採取した粉砕骨とβ-TCPを混和して上顎洞内へ充填。

症例14　仮骨延長術（図26-a～d）

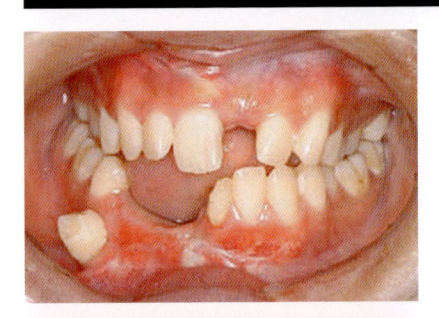

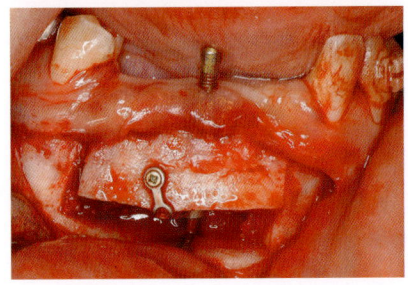

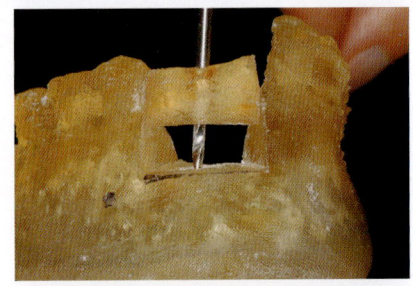

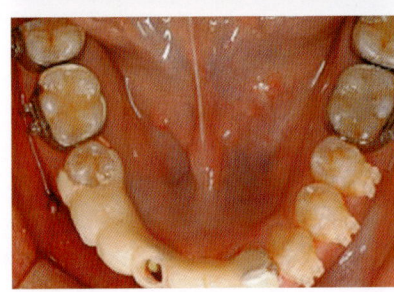

図26-a ｜ 図26-b

図26-a　交通事故により前歯部の歯牙と歯槽骨を骨折。下顎は歯槽部の顎骨が垂直的に欠如している。

図26-b　X線CT画像。DICOMデータから光造形モデルを作り（株式会社DENKEN；大分県湯布院）、骨切除のシミュレーションをする。正確な骨切除が、術後の吸収を少なくする。

図26-c ｜ 図26-d

図26-c　光造形モデルでのシミュレーションを参考に骨切除を行い、デバイスを動かして方向が正しいことを確認する。

図26-d　骨の延長する方向は、テンポラリーブリッジにてコントロールする。

9. Distraction osteogenesis

　骨延長を利用した歯槽骨仮骨延長術は、血行のある歯槽骨を骨膜、歯肉ごと移動して骨の造成をする方法で臨床上他の方法に比べ有利な点もあるが、初心者には手術が複雑で装置が口腔内に交通していることから感染のリスクも高い。装置は、数種類が市場に出ておりまたカスタムメイドの装置で行う方法も報告されている。筆者は、光造形モデルで術前のシミュレーションを行い、症例14のように比較的感染のリスクが少ないと思われるLEAD SYSTEM（Leibinger Endosseous Alveolar Distraction System）を使用している（図26）。

まとめ

現在のインプラント治療は、適応症の拡大と高い審美性の要求から、周囲組織の病的萎縮に対して、最善で適切な対応が要求される。そのためには、多方面からの綿密な診査を行い、的確に診断を下し、最良な治療計画を患者に提案してインフォームドコンセントの確立後、決定された治療計画にのっとり、的確に治療を進めていかなくてはならない。ハード面もソフト面も急速度に進歩している現在、われわれ医療者は、術者・患者双方にとってより「快適な」治療を目指して、日夜研鑽を積んでいかなくてはならない。

参考文献

1. Brånemark PI, Adell R, Breine U, Hansson BO, Lindstrom J, Ohlsson A. Intra-osseous anchorage of dental prostheses. I. Experimental studies. Scand J Plast Reconstr Surg. 1969;3(2):81-100.
2. Adell R, Lekholm U, Rockler B, Brånemark PI. A15-year study of osseointegrated implants in the treatment of the edentulous jaw. Int J Oral Surg. 1981;10(6):387-416.
3. Ericsson I, Lekholm U, Brånemark PI, Lindhe J, Glantz PO, Nyman S. A clinical evaluation of fixed-bridge restorations supported by the combination of teeth and osseointegrated titanium implants. J Clin Periodontol. 1986;13(4):307-312.
4. Jemt T, Lekholm U. Implant treatment in edentulous maxillae: a 5-year follow-up report on patients with different degrees of jaw resorption. Int J Oral Maxillofac Implants. 1995;10(3):303-311.
5. Dahlin C, Linde A, Gottlow J, Nyman S. Healing of bone defects by guided tissue regeneration. Plast Reconstr Surg. 1988;81(5):672-676.
6. Lang NP, Hammerle CH, Bragger U, Lehmann B, Nyman SR. Guided tissue regeneration in jawbone defects prior to implant placement. Clin Oral Implants Res. 1994;5(2):92-97.
7. Wilson TG Jr, Buser D. Advances in the use of guided tissue regeneration for localized ridge augmentation in combination with dental implants. Tex Dent J. 1994;111(7):5,7-10.
8. das Neves FD, Fones D, Bernardes SR, do Prado CJ, Neto AJ. Short implants--an analysis of longitudinal studies. Int J Oral Maxillofac Implants. 2006;21(1):86-93.
9. Renouard F, Nisand D. Short implants in the severely resorbed maxilla: a 2-year retrospective clinical study. Clin Implant Dent Relat Res. 2005;7 Suppl 1:S104-110.
10. Krekmanov L, Kahn M, Rangert B, Lindstrom H. Tilting of posterior mandibular and maxillary implants for improved prosthesis support. Int J Oral Maxillofac Implants. 2000;15(3):405-414.
11. Aparicio C, Perales P, Rangert B. Tilted implants as an alternative to maxillary sinus grafting: a clinical, radiologic, and periotest study. Clin Implant Dent Relat Res. 2001;3(1):39-49.
12. Maló P, Rangert B, Nobre M. "All-on-Four" immediate-function concept with Branemark System implants for completely edentulous mandibles: a retrospective clinical study. Clin Implant Dent Relat Res. 2003;5 Suppl 1:2-9.
13. Simion M, Baldoni M, Zaffe D. Jawbone enlargement using immediate implant placement associated with a split-crest technique and guided tissue regeneration. Int J Periodontics Restorative Dent. 1992;12(6):462-473.
14. Blus C, Szmukler-Moncler S. Split-crest and immediate implant placement with ultra-sonic bone surgery: a3-year life-table analysis with230treated sites. Clin Oral Implants Res. 2006;17(6):700-707.
15. Summers RB. A new concept in maxillary implant surgery: the osteotome technique. Compendium. 1994;15(2):152,154-156.
16. Rosen PS, Summers R, Mellado JR, Salkin LM, Shanaman RH, Marks MH, Fugazzotto PA. The bone-added osteotome sinus floor elevation technique: multicenter retrospective report of consecutively treated patients. Int J Oral Maxillofac Implants. 1999;14(6):853-858.

JMM JAPAN MEDICAL MATERIALS

POI 3D-meister

インプラント術前シミュレーションソフト

「POI 3D-meister」は、CT撮影データ（DICOMデータ）から、リアルな3D画像を作成し、診査診断やインプラント術前シミュレーションを支援します。

「POI 3D-meister」の3断面画像と3D画像により、術前に患者さんの顎骨形態や骨量などを把握することで、骨量不足などでの手術中止や延期など不測の事態に備えることができます。

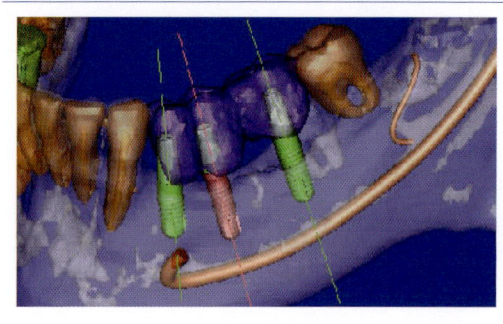

POIシステムをリアル3D表示

GBR、サイナスリフトのシミュレーションをより鮮明に

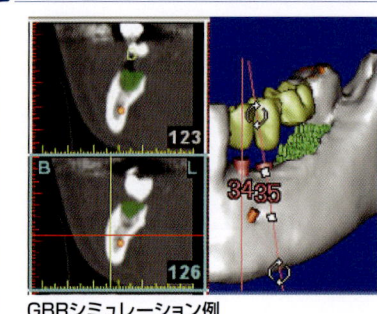

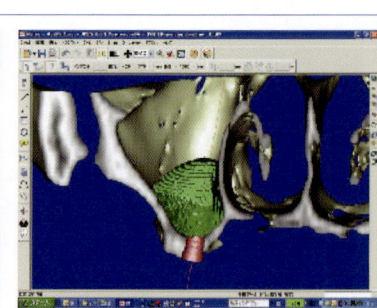

GBRシミュレーション例　　サイナスリフトシミュレーション例

インフォームドコンセントを得る効果的なツールに

POI 3D-meister専用データ提供までの流れ

日本メディカルマテリアル株式会社（JMM）では、撮影されたCTデータをPOI 3D-meister専用データに変換し、先生方にお届けします。

CT撮影病院　　JMM

診査・診断 → CT撮影 → データ変換処理 → 治療計画

※「POI 3D-meister」One Shot は、フリーソフトです。
「POI 3D-meister」を用いて、シミュレーションを行う際には、CT撮影データを専用データに変換する必要があります（CT撮影データをそのまま読み込むことはできません）。

日本メディカルマテリアル株式会社　本社　〒532-0003　大阪市淀川区宮原3丁目3-31（上村ニッセイビル9F）Tel:06-6350-1036　Fax:06-6350-5736

商品に関するお問い合わせは下記の支社・営業所まで
東京支社　東京都新宿区西新宿2丁目4-1（新宿NSビル10F）　〒163-0810　Tel:03-5339-3627 Fax:03-3343-3096
名古屋営業所　〒461-0004　名古屋市東区葵3-15-31 住友生命千種ニュータワービル9F　Tel:052-930-1480 Fax:052-938-1388　　大阪営業所　〒532-0003　大阪市淀川区宮原3-3-31 上村ニッセイビル8F　Tel:06-6350-1007 Fax:06-6350-8157
京都営業所　〒600-8216　京都市下京区西洞院通塩小路上ル　　　　　　　　　　　　　　　　　　　　　　　　　　　　九州営業所　〒812-0013　福岡市博多区博多駅東2-10-35 JT博多ビル7F　Tel:092-452-8148 Fax:092-452-8177
　　　　　　東塩小路町608-9 日本生命京都三哲ビル3F　Tel:075-353-4363 Fax:075-343-3118

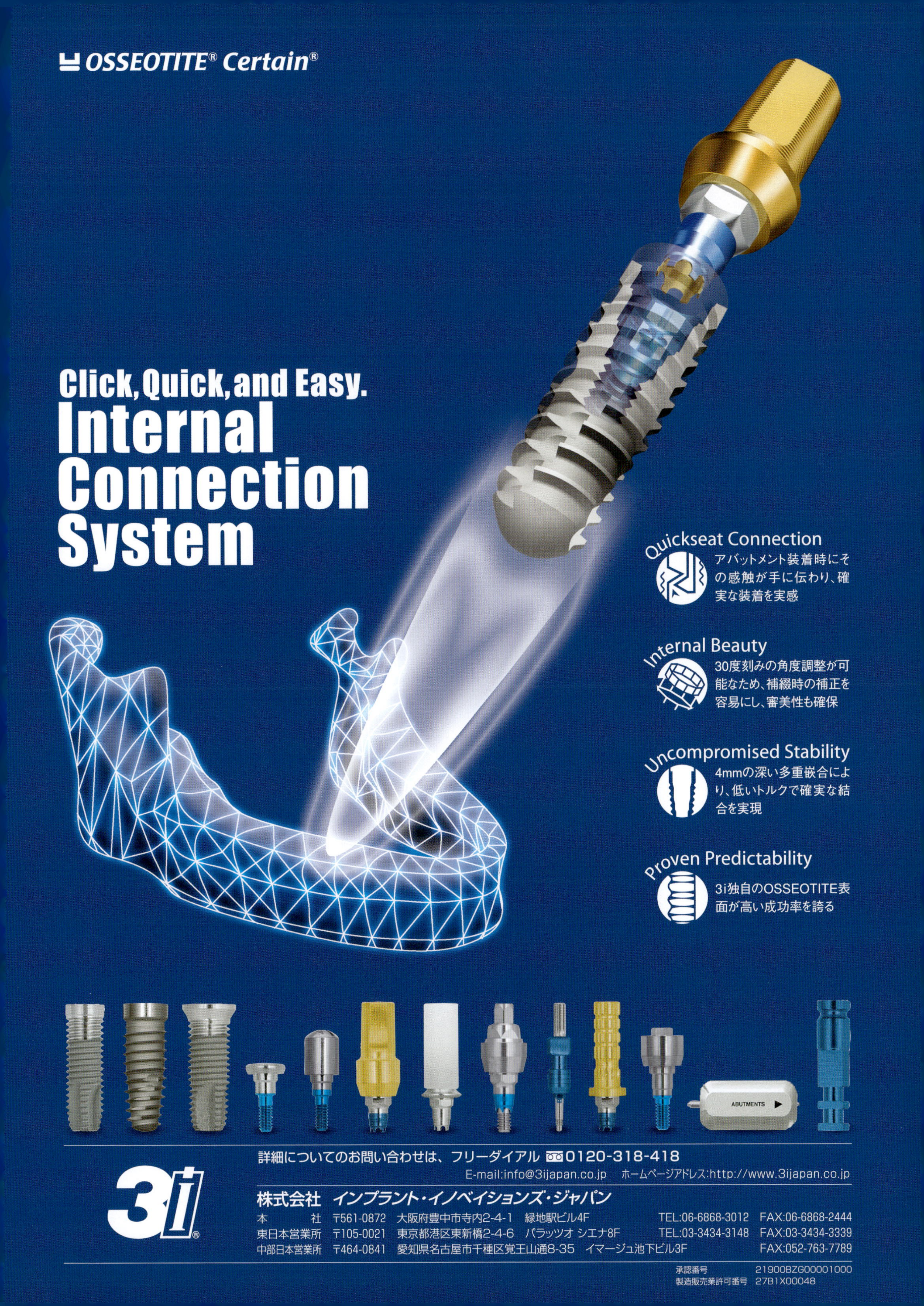

OSSEOTITE® Certain®

Click, Quick, and Easy.
Internal Connection System

Quickseat Connection
アバットメント装着時にその感触が手に伝わり、確実な装着を実感

Internal Beauty
30度刻みの角度調整が可能なため、補綴時の補正を容易にし、審美性も確保

Uncompromised Stability
4mmの深い多重嵌合により、低いトルクで確実な結合を実現

Proven Predictability
3i独自のOSSEOTITE表面が高い成功率を誇る

詳細についてのお問い合わせは、フリーダイアル ☎0120-318-418
E-mail:info@3ijapan.co.jp　ホームページアドレス:http://www.3ijapan.co.jp

3i®　株式会社インプラント・イノベイションズ・ジャパン

本　　社	〒561-0872	大阪府豊中市寺内2-4-1　緑地駅ビル4F	TEL:06-6868-3012　FAX:06-6868-2444
東日本営業所	〒105-0021	東京都港区東新橋2-4-6　パラッツオ シエナ8F	TEL:03-3434-3148　FAX:03-3434-3339
中部日本営業所	〒464-0841	愛知県名古屋市千種区覚王山通8-35　イマージュ池下ビル3F	FAX:052-763-7789

承認番号　21900BZG00001000
製造販売業許可番号　27B1X00048

歯科手術用空気清浄ユニット
クリーンエリアプラス

スイッチを入れた瞬間に清浄度クラス10,000の清潔で安全な治療空間を生み出します。天井設置型ですので場所を選ばず、インプラントや歯周病治療等の術時に細菌・ウイルスを排除し、先生と患者様を守ります。

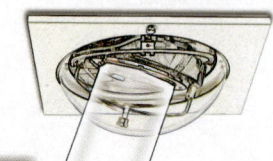

歯科用照明器
ルミナンスライト

手術室に最適な天井埋め込み型オペ用ライト。高性能ハロゲンランプが術者の視野を明るくはっきりと確保します。また、リモコンによる操作で照射位置を自由にコントロールできます。

新しい発想から生まれた歯科手術用機器。

通常のサクションの約3倍もの真空圧で血液等、粘性の高いものをスムーズに吸引できます。主にインプラント等、外科手術の際に最適なサクションです。設置工事は不要ですので、その日からすぐにお使いになれます。

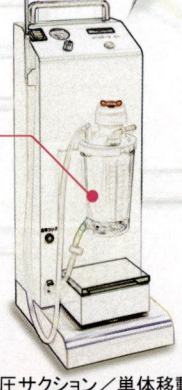

外科用高圧サクション／単体移動型
iサクション

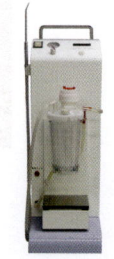

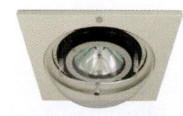

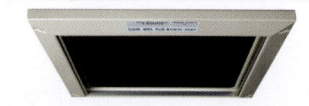

製品についてのさらに詳しい情報は、

東京技研　検索

Manufacturer of dental central suction systems

TOKYO GIKEN, INC.
Head Office:1-25-13 Tamazutsumi Setagaya-ku Tokyo Japan
URL:http://www.tokyogiken.com　e-mail:TG@tokyogiken.com
Phone:03-3703-5581　FAX:03-3705-1760

シンポジウム3

堀内克啓

インプラント治療における歯槽堤造成術のガイドライン

Guidelines of Alveolar Ridge Augmentation for Implant Therapy

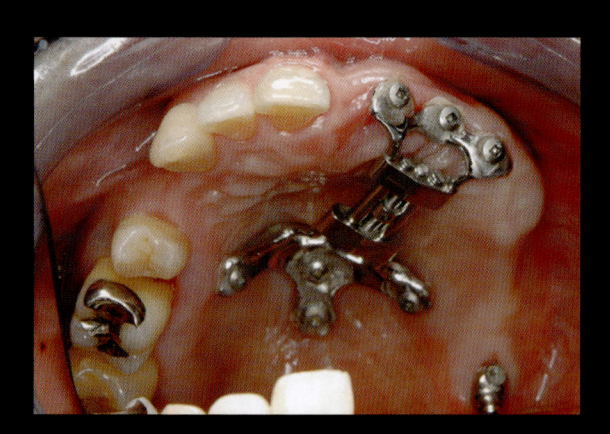

堀内克啓
（中谷歯科医院副院長、
大阪大学歯学部臨床教授）

Katsuhiro Horiuchi
(Vice Director, Nakatani Dental Clinic,
Clinical Professor, School of Dentistry,
Osaka University)

はじめに

　インプラント治療で機能的かつ審美的に良好な結果を得るには、補綴主導型治療にて理想的なインプラントポジションを確保できるように、萎縮した歯槽堤を造成する必要がある。歯槽堤造成術として、自家骨移植[1,2]、生体材料[3,4]、骨誘導再生療法（GBR）[5]、そしてこれらの併用法[6]が用いられてきた。また、仮骨延長術[7,8]を応用した歯槽骨延長術[9〜22]が最近注目されている。

　本稿では、部位別および欠損様式別に歯槽堤造成術のガイドラインを提示し、どのような症例にどの術式を単独あるいは併用するのが最適であるか、併用する場合はどの順番で行うのがよいかを、自験例を供覧しながら解説する。

歯槽堤造成術の比較（表1）

　GBRにて10mmの垂直的歯槽堤造成も可能であるとの報告[23]もあるが、創哆開、膜露出や感染の報告[24,25]も多く、予知性が一定ではない。したがって、自家骨は今もなおゴールドスタンダードと考えられている。しかし、骨採取の必要性、採取骨量の限界、骨採取部の合併症、骨吸収、被覆軟組織処理の困難性などの問題がある[26]。従来は腸骨移植が行われていたが、最近では、下記の理由から、オトガイ部や下顎枝部からの骨採取が主流である[27〜29]。膜性骨（口腔内採取骨：下顎骨など）は内軟骨性骨（口腔外採取骨：腸骨など）よりも骨吸収が少なく[30]、移植床とのなじみも良いとされている（表2）[31]。また、腸骨移植には、骨採取部の合併症や入院・全身麻酔の必要性などの問題もある。オトガイ部からの骨採取においては下唇・下顎前歯部の神経障害や下唇のこわばり感が

表1 歯槽堤造成術の比較

	歯槽骨延長術	骨移植	GBR
骨採取	不要	要	要(不要)
骨増生の限界	無	有	かなり有
軟組織の管理	易	難	難
骨増生の予知性	高い	比較的高い	低い

表2 骨採取部位の比較

	腸骨	脛骨	下顎骨
骨採取	難	難	易
骨質	海綿骨	海綿骨と皮質骨	海綿骨と皮質骨
骨吸収	多	少	少
麻酔	全身	局所	局所
入院	要	不要	不要

表3 Non-vascularized Bone GraftとVascularized Bone Graftの比較

	Non-vascularized	Vascularized
血液供給	周囲組織	骨膜
治癒過程	creeping substitution	骨折の治癒と同様
骨癒合	遅	早
骨吸収率	20-50%	0%
感染の抵抗性	弱	強
移植床の状態	依存	非依存

生じやすい一方、下顎枝部からの骨採取では合併症はほとんどないことから、第一選択とされている[28,29]。脛骨移植は局所麻酔下で、かつ通院で手術が可能であり、かなりの骨採取量が期待できる[32]。

自家骨移植は、血行の観点からnon-vascularizedとvascularizedに分けられる(表3)。non-vascularizedは血行がないため、感染に弱く骨吸収もあるが、vascularizedは血行が維持されており、感染に抵抗性で骨吸収がない。この概念をインプラント治療における歯槽堤造成術に当てはめると、自家骨移植とGBRはnon-vascularizedである。これに対して、四肢延長に用いられている仮骨延長術を応用することにより、自家骨移植の問題を解決する術式としての歯槽骨延長術はvascularizedであり、他の2者よりも骨造成の予知性が高いと考えられる。また、骨採取の必要がないこと、骨造成量に限界がないこと、そして歯肉も同時に延長できることが利点である。

歯槽堤造成術の問題と適応症

前述のように、理論的には歯槽骨延長術は骨吸収もなく、予知性が高いと考えられるが、適応症を誤ると、期待通りの結果が得られない。以下に、歯槽骨延長術の長所を最大限に応用できた症例(症例1)と、歯槽骨延長術の問題点となった症例(症例2)を提示する。

歯槽骨延長術の長所を最大限に応用できた症例(症例1-a～h)

患者は55歳の女性。上顎残存歯は進行した辺縁性歯周炎であり(症例1-a、b)[20]、抜歯後CT像にて上顎前歯部歯槽骨頂は正常より10mm口蓋側に位置し、両側第二小臼歯間で5mmの垂直的骨欠損が認められた。抜歯3ヵ月後に自家製延長器を口蓋粘膜上に設置し、12mmの斜的歯槽骨延長を行った(症例1-c～f)。延長器設置4ヵ月後には理想的な位置へのインプラント埋入が可能であった。最終補綴物装着後6年経過するも骨吸収は認められない(症例1-g、h)。

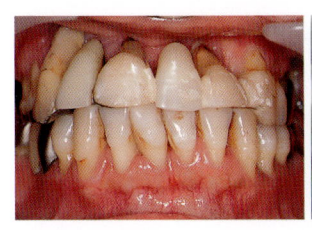

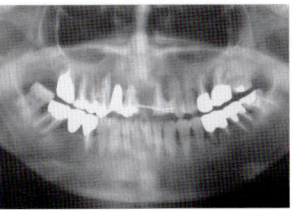

症例1-a、b 初診時口腔内およびパノラマX線写真。

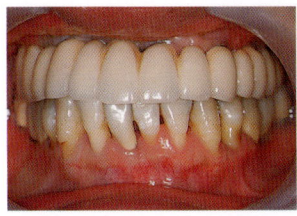

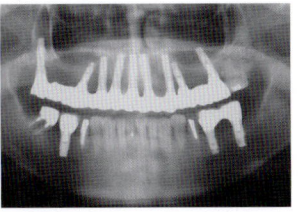

症例1-c～f 歯槽骨延長術開始時の口腔内写真(c)、セファロX線写真(d)。終了時の口腔内写真(e)、セファロX線写真(f)。

症例1-g、h 最終補綴物装着後の口腔内およびパノラマX線写真。

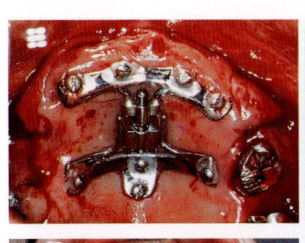

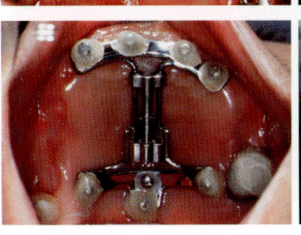

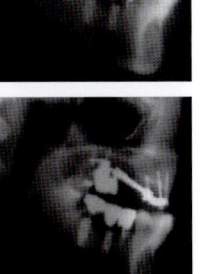

89

歯槽骨延長術の問題点となった症例（症例2-a〜f）

患者は48歳の女性。2̄1̄が欠損し5mmの垂直的歯槽骨欠損を認めたので、7mmの歯槽骨延長術を施行した（症例2-a〜d）[22]。インプラント埋入時、垂直的には予定通りの骨造成が認められたが、移動骨片部の幅径は2〜3mm減少していた。その後も移動骨片の骨吸収が生じ、最終補綴物の歯冠長は予定より長くなった（症例2-e、f）。

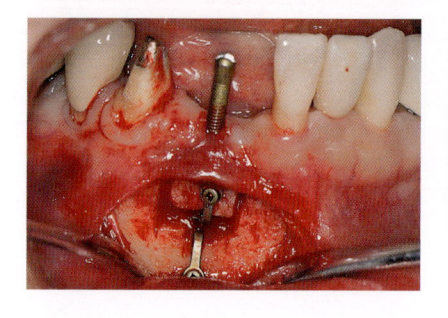

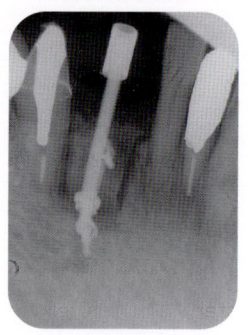

症例2-a、b　歯槽骨延長器（LEAD System）設置の術中写真（a）。歯槽骨延長術開始時のデンタルX線写真（b）。

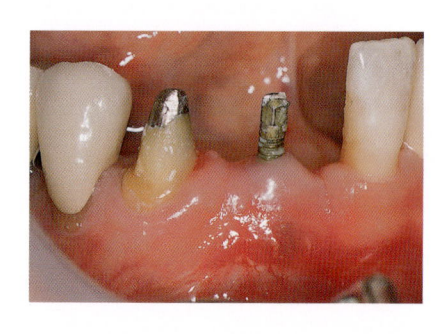

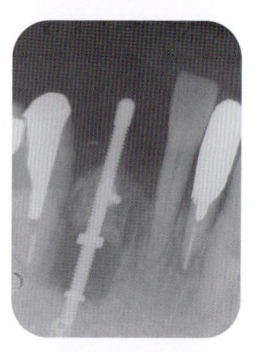

症例2-c、d　インプラント埋入直前の口腔内写真（c）、デンタルX線写真（d）。

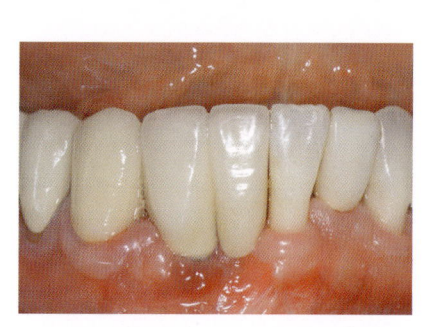

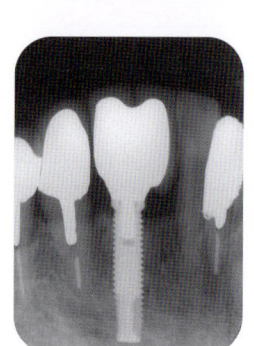

症例2-e、f　最終補綴物装着時の口腔内（e）。最終補綴物装着後のデンタルX線写真（f）。

以上の2例を含めた自験例26例[20〜22]の結果から、歯槽骨延長術の成功のためには、歯槽骨延長術における移動骨片は骨膜血行によるvascularized bone flapでなければならないといえる。そのためには、骨膜剥離を最小限にできる前庭部切開を行うこと、そして口蓋（舌）側骨膜を移動骨片にできるだけ広範囲に付着するような骨切りを行うことが推奨される。また、移動骨片の血行を考慮すると、移動骨片の高径は8mm以上、近遠心径は4歯牙欠損以上と考えられた。したがって、1〜4歯欠損では歯槽骨延長術よりも自家骨移植あるいはGBRのほうが術式も簡単で、かつ予知性が高いと考えられる。

上顎臼歯部の顎堤萎縮では、上顎洞の含気性亢進と歯槽骨吸収に起因していることが多く、骨高径最低8mmの移動骨片が確保できない可能性が高く、歯槽骨延長術は適していない。したがって、sinus liftあるいは自家骨移植、またはそれらの併用が最適であると考えられる（症例3）。

sinus lift、veneer graftおよびonlay graftを行った上顎症例（症例3-a〜h）

患者は38歳男性。上顎残存歯は進行した辺縁性歯周炎であり（症例3-a、b）、抜歯後のCTにて上顎全体に渡る高度な骨吸収が認められた（症例3-c）。

抜歯後3ヵ月目にchin boneと右側ramus boneにてveneer graftおよびonlay graftを、そして生体材料のCeratiteにて両側sinus liftを行った（症例3-d、e）。歯槽堤造成術6ヵ月後のCTは、理想的な位置へのインプラント埋入が可能であることを示唆していた（症例3-f）。インプラント8本を埋入し、その6ヵ月後に暫間補綴物を装着した（症例3-g、h）。

下顎臼歯部の顎堤萎縮症例に歯槽骨延長術を応用した報告[33]もあるが、下歯槽神経損傷や移動骨片の血行の問題から適応ではなく、onlay graftやveneer graftあるいはそれらの併用で十分対応できると考える。

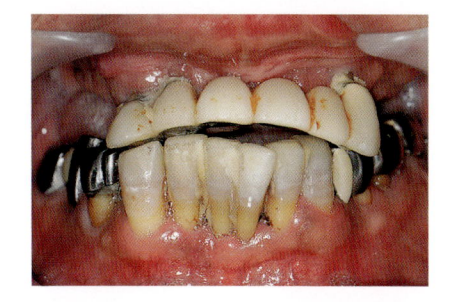

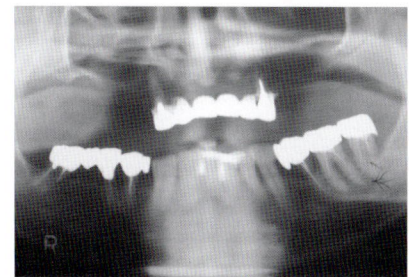

症例3-a、b　初診時口腔内およびパノラマX線写真。

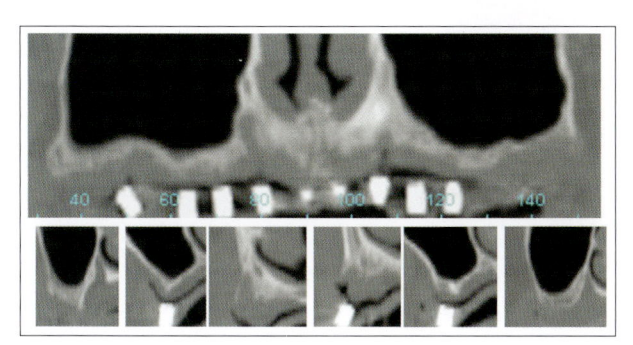

症例3-c　術前のCT像。

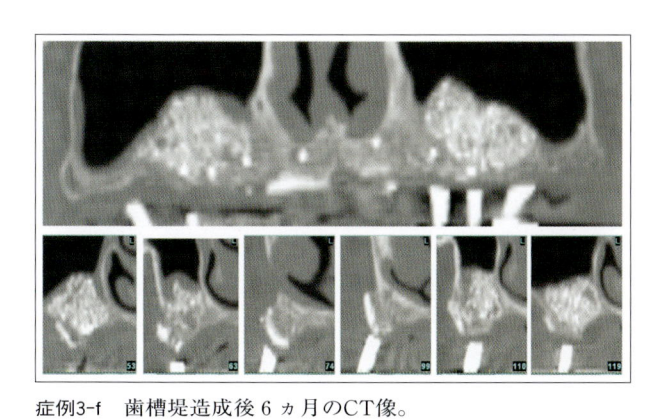

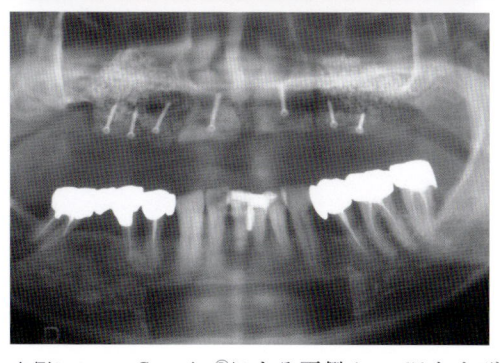

症例3-f　歯槽堤造成後6ヵ月のCT像。

症例3-d、e　Ceratite®による両側sinus liftおよびchin boneとramus boneによるveneer graftおよびonlay graft後の口腔内写真およびパノラマX線写真。

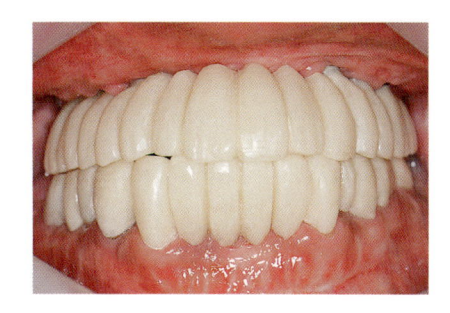

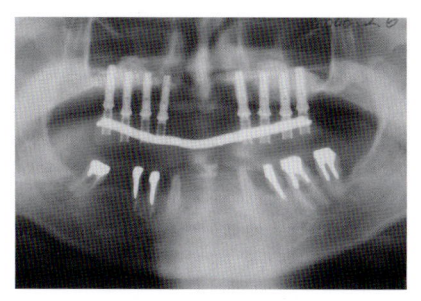

症例3-g、h　暫間補綴物装着時の口腔内写真。

chin boneとramus boneにて垂直的歯槽堤造成を行った下顎臼歯部症例（症例4-a～h）

患者は48歳男性で、下顎管に達する骨欠損があった（症例4-a、b）。ramus boneとchin boneにて頬側および舌側皮質骨を再建し、それらの間隙に海綿骨と粉砕骨を塡入し、15mmの垂直的歯槽堤造成を行った（症例4-c、d）。6ヵ月後にインプラント埋入を行い（症例4-e、f）、その1年後に最終補綴物を装着した。3本のインプラントは骨造成した部位のみに埋入されており、2年経過後も骨吸収は認められない（症例4-g、h）。

以上のことから、歯槽骨延長術は審美を考慮すべき上下顎前歯部の4歯以上欠損に適応すべきであると考える。

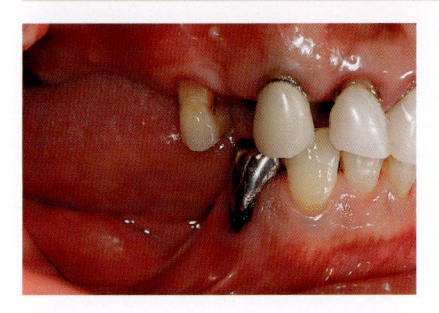

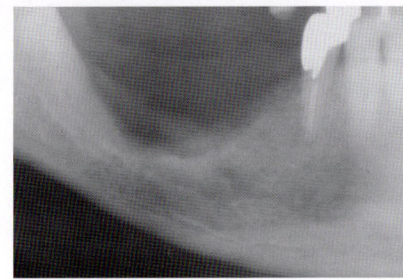

症例4-a、b　初診時口腔内およびパノラマX線写真。

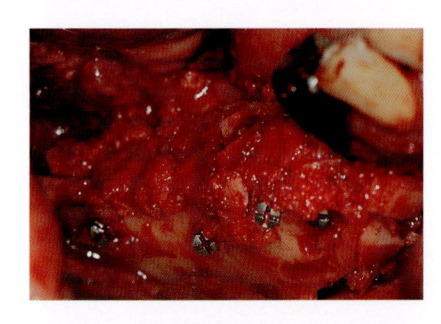

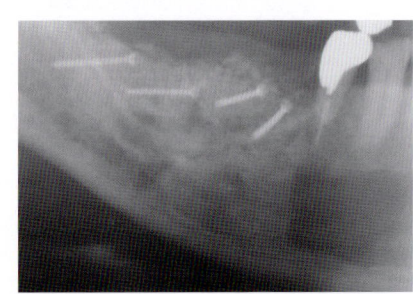

症例4-c、d　骨移植後の口腔内およびパノラマX線写真。

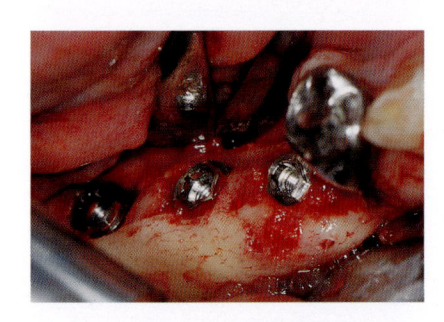

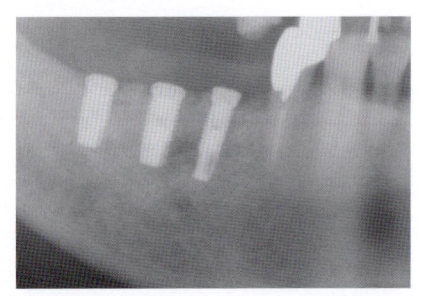

症例4-e、f　インプラント埋入後の口腔内およびパノラマX線写真。

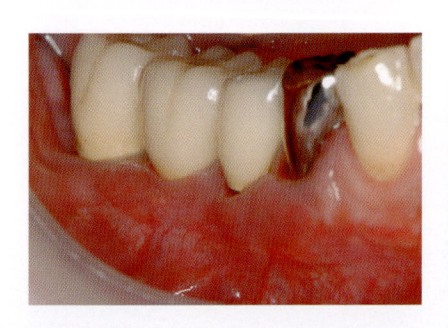

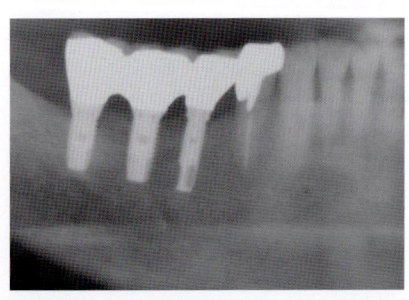

症例4-g、h　最終補綴物装着後の口腔内およびパノラマX線写真。

chin bone graftにて顎裂部を再建した症例（症例5-a〜q）

患者は14歳女性で、顎裂部の再建をchin bone graftにて行った（症例-a〜c）。歯列矯正治療が終了した17歳時に、１２部にインプラント埋入と同時にオトガイ骨移植を再度行った（症例5-d〜l）。最終補綴物装着後、審美的に良好な結果が得られた（症例5-m〜q）。

症例5-a　chin bone graft前の口腔内写真。

症例5-b　chin bone graft後の口腔内写真。

症例5-c　骨移植後のパノラマX線写真。

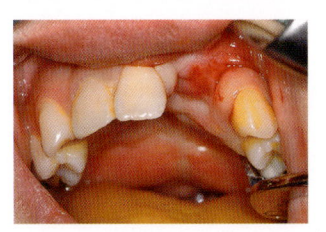

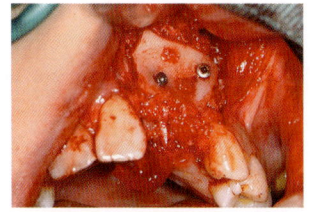

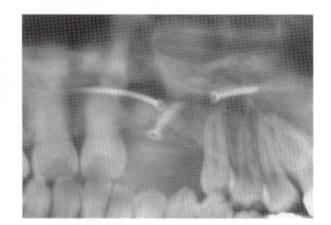

症例5-d、e　インプラント埋入前の口腔内写真。

症例5-f　インプラント埋入前のデンタルX線写真。

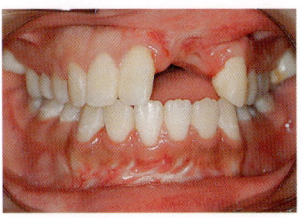

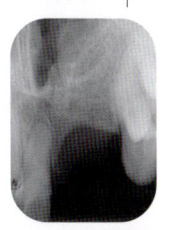

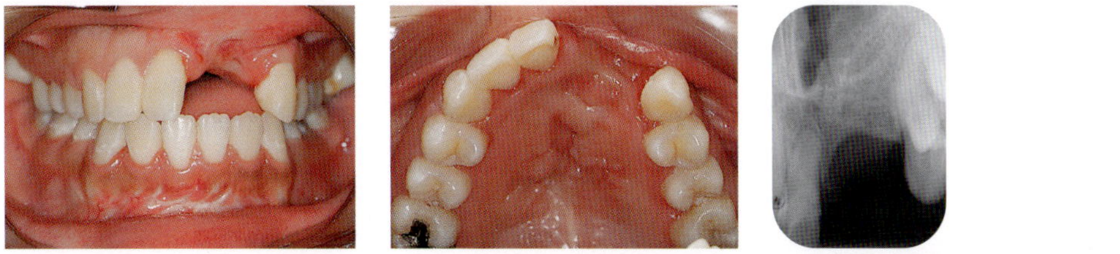

症例5-g　インプラント埋入前の術中写真。

症例5-h　インプラント埋入後の術中写真。

症例5-i　chin bone blockを移植後の術中写真。

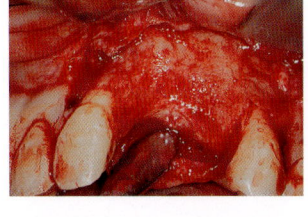

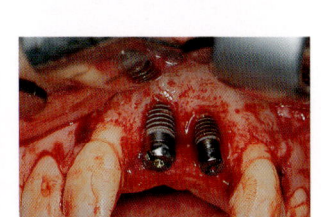

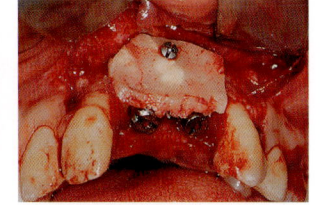

症例5-j　粉砕骨填入後の術中写真。

症例5-k　縫合後の口腔内写真。

症例5-l　インプラント埋入および骨移植後のデンタルX線写真。

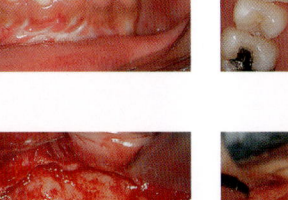

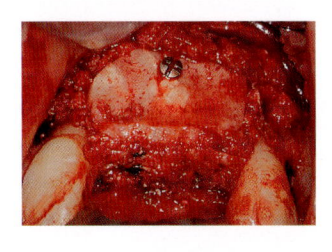

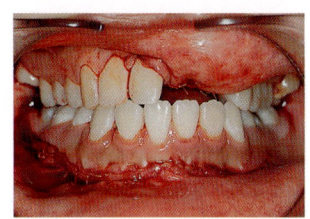

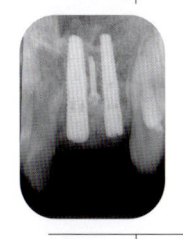

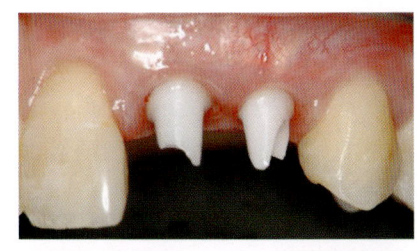

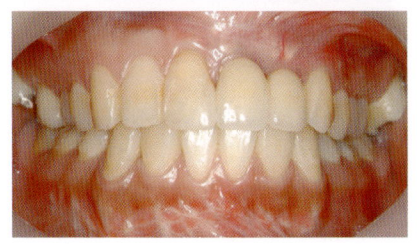

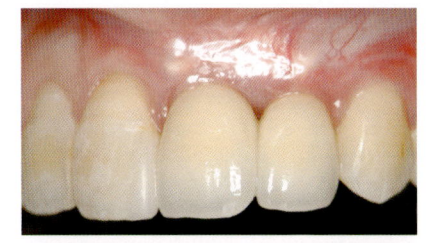

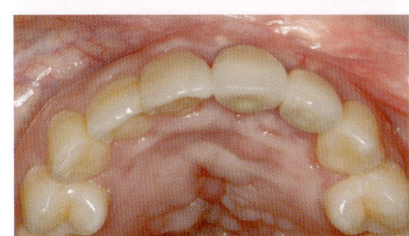

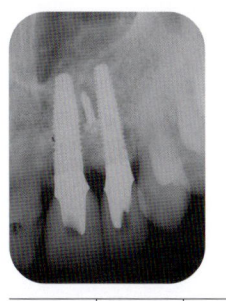

症例5-m〜q　最終補綴物装着時の口腔内写真。

表4　歯槽堤造成術適応のガイドライン（歯槽堤高径≧10mm）

垂直的骨欠損	歯槽堤幅径	
	＜6mm	≧6mm
＜5mm	BG	AD or BG
≧5mm	AD→BG	AD

BG：Bone Grafting（骨移植）、AD：Alveolar Distraction（歯槽骨延長術）

表5　歯槽堤造成術適応のガイドライン（歯槽堤高径＜10mm）

垂直的骨欠損	歯槽堤幅径	
	＜6mm	≧6mm
＜5mm	BG	BG
≧5mm	BG→AD	BG→AD

BG：Bone Grafting（骨移植）、AD：Alveolar Distraction（歯槽骨延長術）

歯槽堤造成のガイドライン

歯槽堤造成術選択の因子

　前述の歯槽骨延長術の必要条件を考慮すると、歯槽堤造成術選択には以下の4つの因子が考えられる。

①骨欠損の近遠心径：前述のように、1～4歯欠損では歯槽骨延長術よりも自家骨移植あるいはGBRのほうが術式も簡単で、かつ予知性が高いと考えられる。

②歯槽堤高径：歯槽堤高径は、歯槽骨延長術を適応できるかの基準になる移動骨片高径が最低8mm確保できるかに関与しており、最低2mmの基底骨の確保も考慮すると、歯槽骨延長術を行うには最低10mmが必要である。もし10mm未満であればまず骨移植を行い、10mm以上を確保してから歯槽骨延長術を行わなければならない。

③歯槽堤幅径：直径4mmのインプラントを埋入する場合には、唇側・舌（口蓋）側に最低1mm、つまり、最低幅径が6mm必要であると考えられている。したがって、6mm未満であれば、インプラント埋入前あるいは埋入時に骨移植やGBRを行うべきである。

④歯槽骨欠損の程度（垂直的および水平的）：垂直的歯槽堤造成を骨移植やGBRで行う場合、5mmまでは比較的容易であるが、5mm以上の垂直的骨造成は、軟組織の処理や骨吸収量の増加の問題などから容易ではない。一方、歯槽骨延長術は日数をかければ15mm以上の垂直的骨造成も可能であり、かつ軟組織の延長もできるという利点がある。水平的歯槽堤造成も同様と考えられる。

　以上の事項を考慮し歯槽堤造成術選択のガイドラインを示すとともに（表4、5）[22]、以下に代表症例を供覧する。

上顎に歯槽骨延長術、下顎にchin bone graftを行った症例（症例6-a～s）

　患者は26歳男性で、約7年前に交通事故にて|1 2 3 4と2 1|1 2 3完全脱臼および上下顎の歯槽骨欠損が生じた（症例6-a～d）。CT像（図6-e）にて上顎は、骨欠損長28mm、歯槽堤幅径7mm、垂直的骨欠損4mmで、水平の骨吸収が8mmと大きいので、斜的歯槽骨延長術を選択した（症例6-f～i）。下顎は、垂直的骨欠損3mm、水平的骨欠損5mmで、歯槽堤幅が2mmであるため歯槽骨延長術は適応できないので、chin bone graftを選択し（症例6-j、k）、骨移植・延長器設置4ヵ月後に理想的な位置にインプラントを埋入した（症例6-l、m）。その1年後に歯槽骨延長部の骨吸収が認められたので、下顎枝部より骨移植を行った（症例6-n、o）。最終補綴物を装着し、2年経過するも骨吸収は認められない（症例6-p～s）。

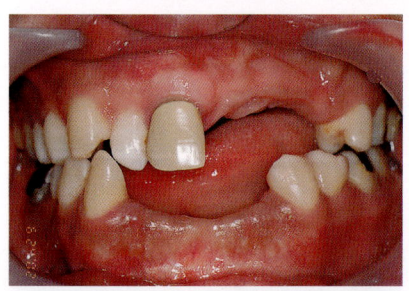

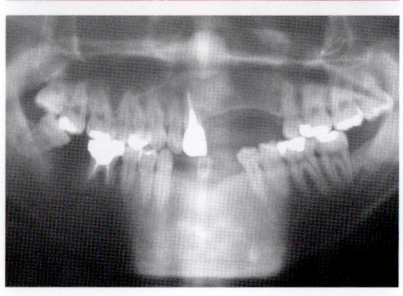

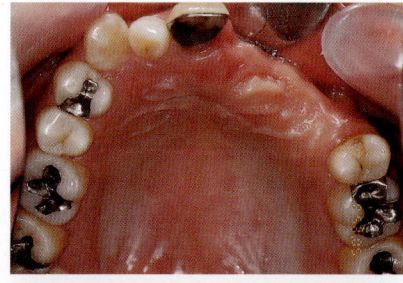

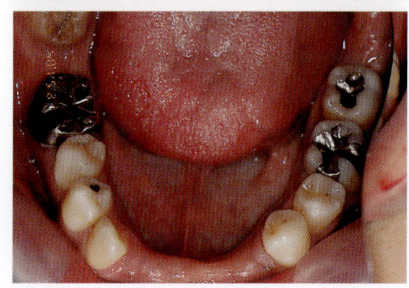

症例6-a	症例6-b
症例6-c	症例6-d

症例6-a～d　初診時の口腔内およびパノラマX線写真。

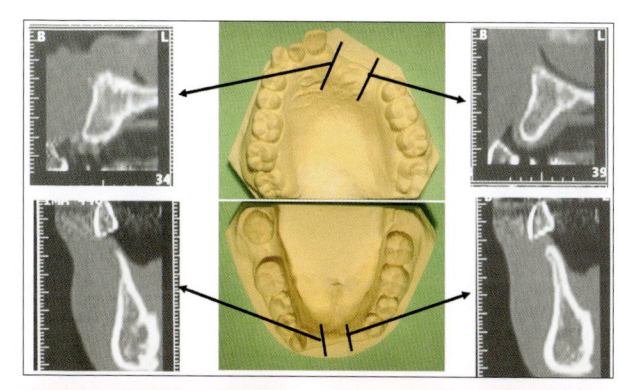

インプラント治療における歯槽堤造成術のガイドライン

症例6-e　術前のCT像および石膏模型。

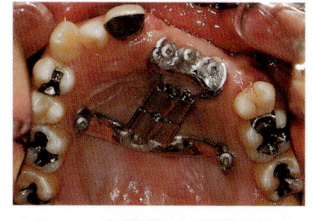

症例6-f　歯槽骨延長術開始時の咬合面観写真。

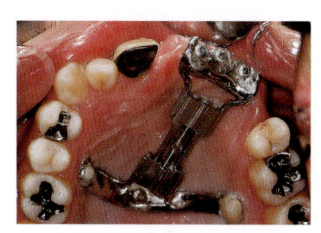

症例6-g　歯槽骨延長術終了時の咬合面観写真。

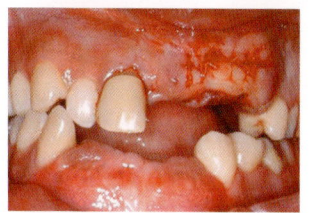

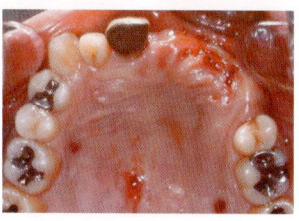

症例6-h｜症例6-i　症例6-h、i　延長器除去後の口腔内。

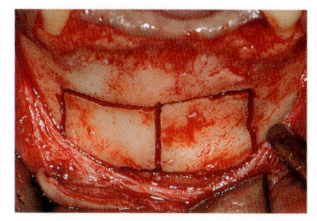

症例6-j　移植部位の明示およびchin bone採取の骨切り線。

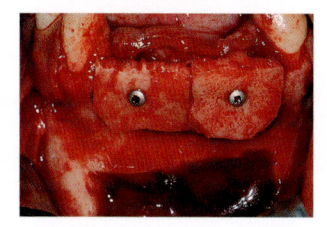

症例6-k　chin bone graft後の術中写真。

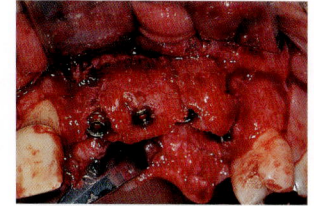

症例6-l　上顎インプラント埋入後の術中写真。

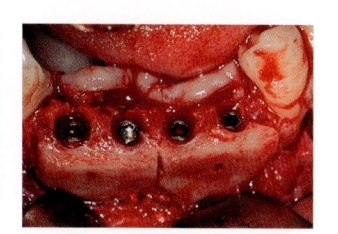

症例6-m　下顎インプラント埋入後の術中写真。

症例6-n｜症例6-o

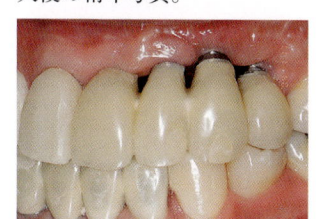

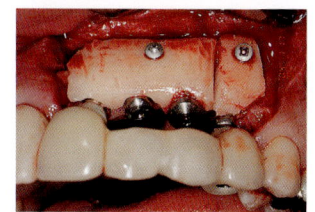

症例6-n　暫間補綴物装着1年後の口腔内写真。
症例6-o　ramus bone graft後の術中写真。

症例6-p｜症例6-q
症例6-r｜症例6-s

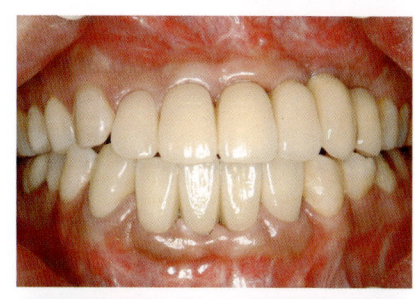

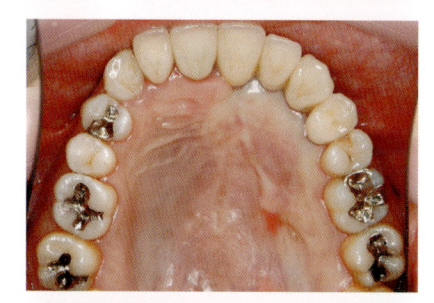

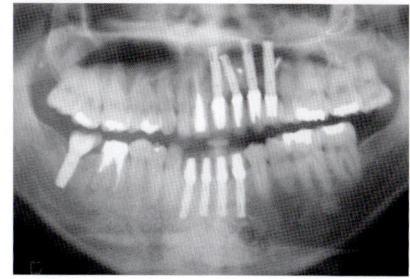

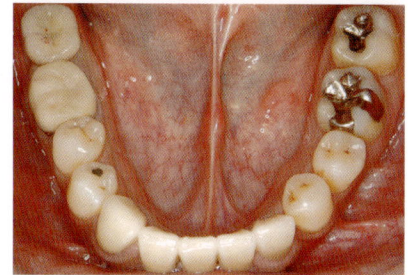

症例6-p〜s　最終補綴物装着後の口腔内およびパノラマX線写真。

95

上顎歯槽骨延長術および骨移植症例（症例7-a〜o）

患者は38歳男性で、歯列不正と外傷性咬合が原因の辺縁性歯周炎にて左側上顎全歯牙の抜歯を受け、極度の骨欠損を生じたため、骨造成およびインプラント治療を希望され来院した（症例7-a〜c）。CT像にて、歯槽堤高径12mm、垂直的骨欠損6mm で、歯槽堤幅は|1 2部では5mmで|3－5部では5mmであった（症例7-d）。したがって、13mmの斜的歯槽骨延長術の後（症例7-e〜h）、インプラント埋入時に|1 2部にベニアグラフトを行う術式を選択した（症例7-i〜l）。暫間補綴物を装着し、上顎歯列および歯肉縁ラインの対称性が得られた（症例7-m〜o）。

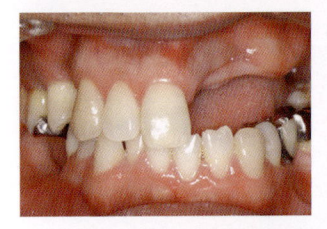

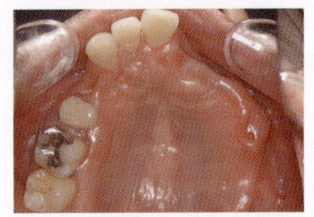

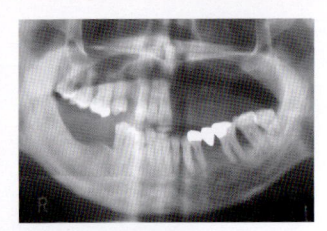

症例7-a〜c　初診時の口腔内およびパノラマX線写真。

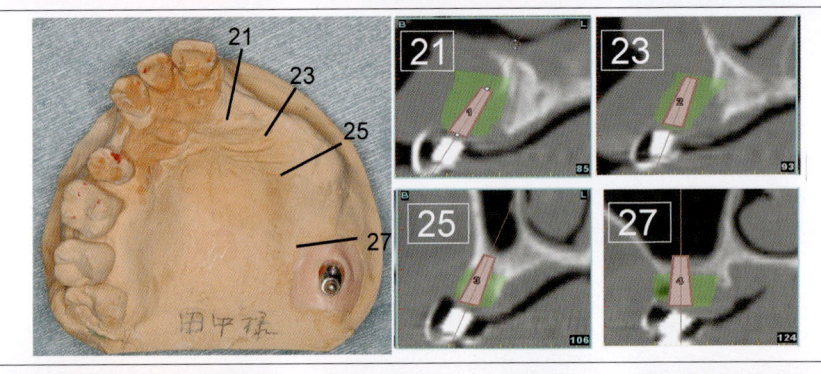

症例7-d　術前のCT像および石膏模型。

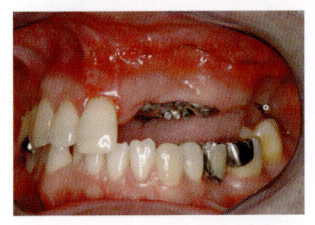

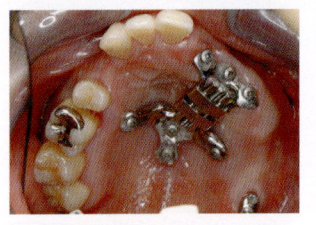

症例7-e、f　歯槽骨延長術開始時の口腔内。

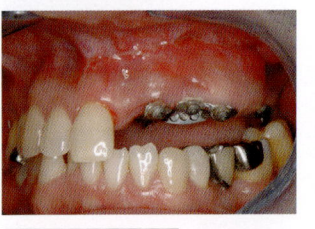

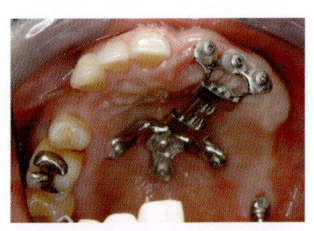

症例7-g、h　歯槽骨延長術終了後の口腔内。

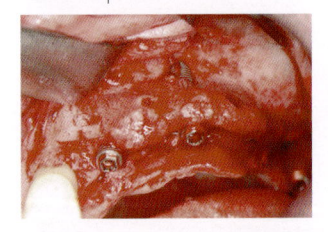

症例7-i　インプラント埋入後の術中写真。

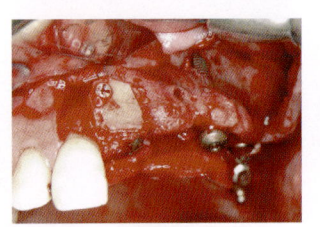

症例7-j　ramus bone graft後の術中写真。

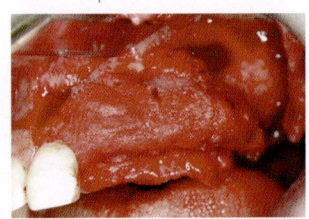

症例7-k　粉砕骨移植後の術中写真。

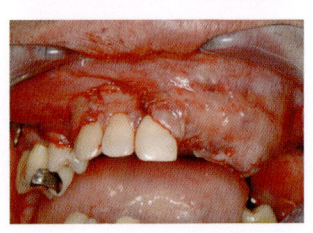

症例7-l　縫合後の口腔内写真。

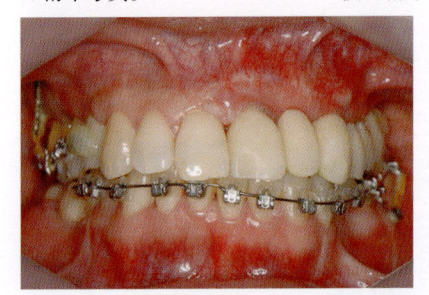

症例7-m　暫間補綴物装着後の正面観写真。

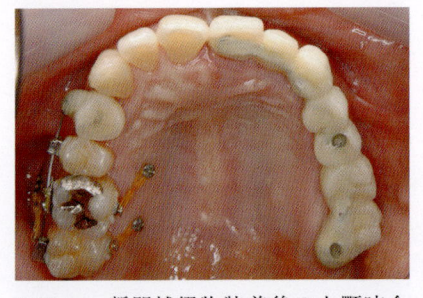

症例7-n　暫間補綴物装着後の上顎咬合面観写真。

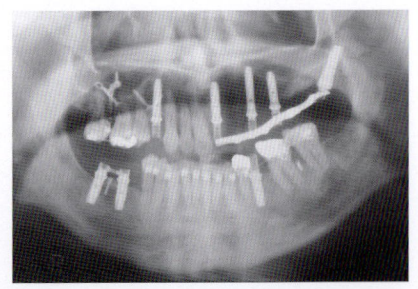

症例7-o　暫間補綴物装着後のパノラマX線写真。

脛骨移植症例（症例8-a～o）

患者は53歳男性で、上顎において7|1 2 7以外は辺縁性歯周炎にて保存不可能であったので、抜歯を行った（症例8-a、b）[22]。CT像にて歯槽堤高径5mm（右側）・3mm（左側）、歯槽堤幅径10mm、垂直的骨欠損10mm、水平的骨欠5mmであった（症例8-c）。ガイドライン（表4）より、まず骨移植を行った後に歯槽骨延長術を適応となるが、本症例では骨欠損が両側にあり、骨欠損の総長径は80mmとなり、chin boneと両側のramus boneを採取しても骨量が不足するので、脛骨移植を選択した（症例8-d～k）。脛骨移植6ヵ月後にインプラント埋入を行い（症例8-l、m）、その6ヵ月後に最終補綴物を装着し、3年経過するも骨吸収は認めていない（症例8-n、o）。

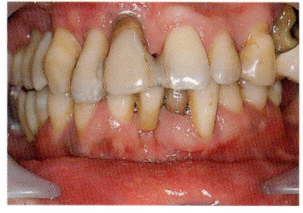

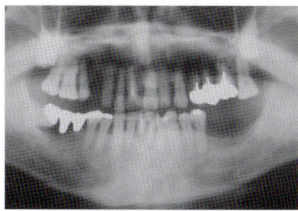

症例8-a、b　初診時の口腔内およびパノラマX線写真。

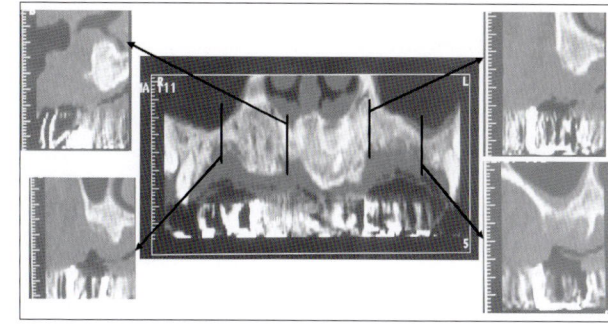

症例8-c　骨移植前のCT像。

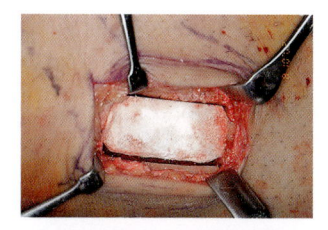

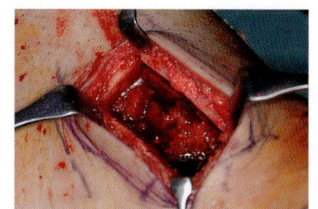

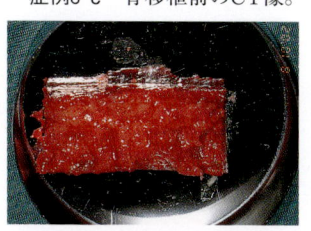

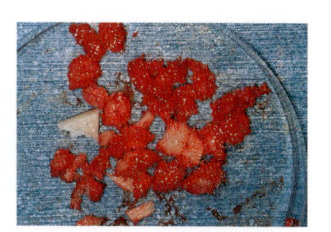

症例8-d～g　脛骨の皮質海綿骨ブロックおよび海綿骨の採取。

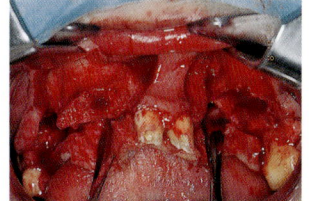

症例8-h　骨移植前の移植床。

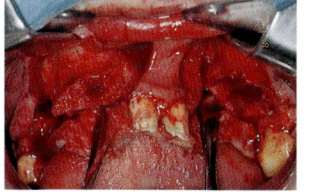

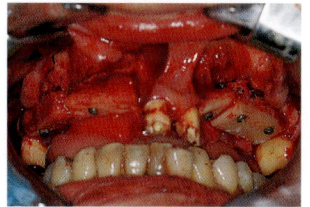

症例8-i　皮質海綿骨片による歯槽頂再建後の術中写真。

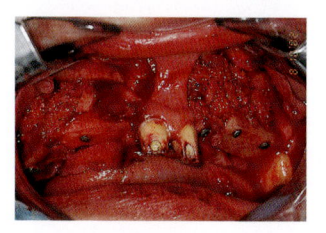

症例8-j　海綿骨の塡入後の術中写真。

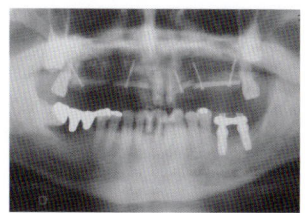

症例8-k　骨移植後のパノラマX線写真。

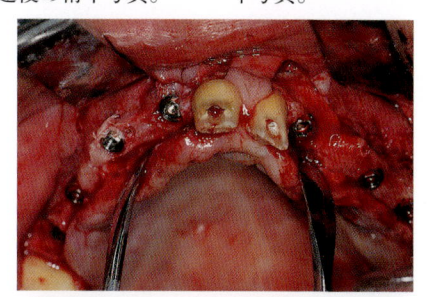

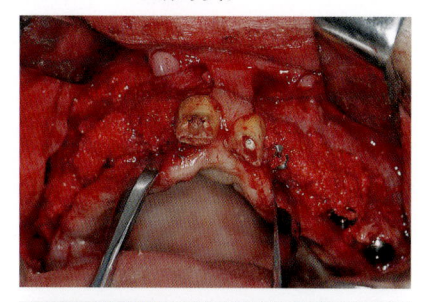

症例8-l　インプラント埋入後の術中口腔内写真。

症例8-m　bone chipおよびsuction-trapped bone移植後の術中写真。

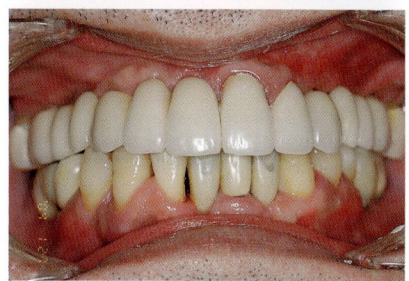

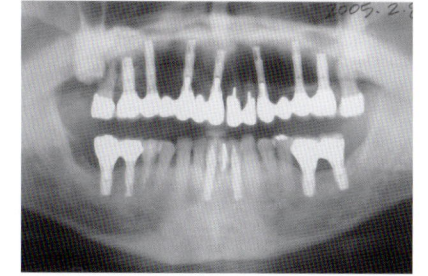

症例8-n　最終補綴物装着後の口腔内写真。

症例8-o　最終補綴物装着後のパノラマX線写真。

上顎骨全部欠損症例-腸骨移植後に歯槽骨延長術（症例9-a〜n）

患者は33歳男性で、上顎骨再建に血管柄付腓骨移植を行うも全部壊死を生じ、上顎全部欠損となった（症例9-a、b）[22]。歯槽堤高径0mm、歯槽堤幅径0mm、垂直的骨欠損25mm、骨欠損近遠径90mmであった。したがって、ガイドライン（表4）より、まず骨移植を行った後に歯槽骨延長術を適応と考えた。そこで、腸骨移植にて両側第一大臼歯部に渡る再建に用いた（症例9-c、d）。その6ヵ月後に、審美的回復を目的に上顎前歯部の12mmの斜的歯槽骨延長術を行った（症例9-e〜j）。延長器設置6ヵ月後にインプラント埋入を行い（症例9-k）、現在、暫間補綴物を装着し（症例9-l〜n）、口腔鼻腔瘻孔閉鎖を仮骨延長術で行う予定である。

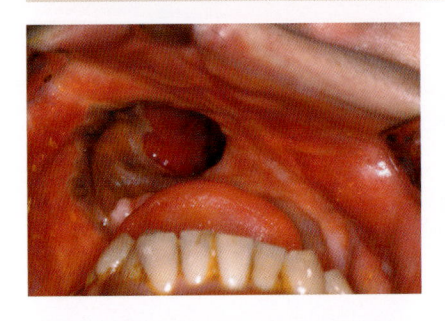

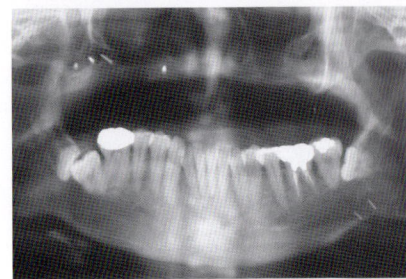

症例9-a、b 血管柄付腓骨移植全部壊死後の口腔内およびパノラマX線写真。

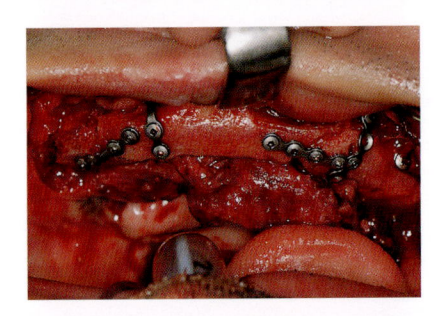

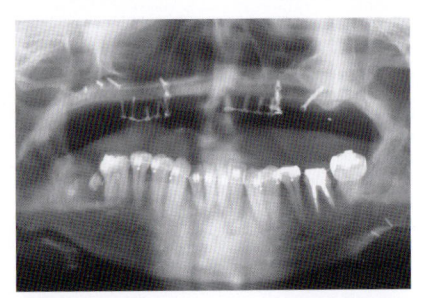

症例9-c、d 腸骨移植後の術中写真およびパノラマX線写真。

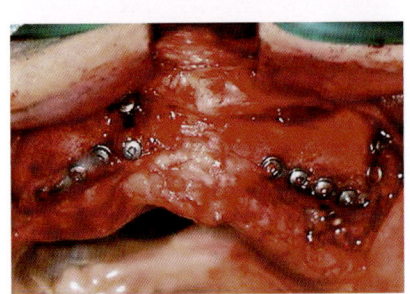

症例9-e 腸骨移植後6ヵ月の術中写真。

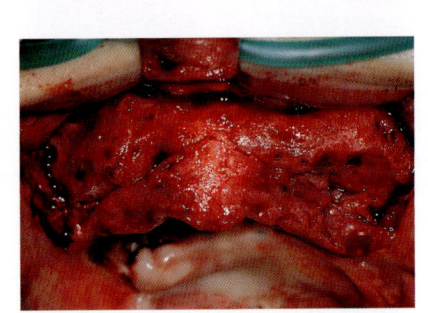

症例9-f プレート除去後の術中写真。

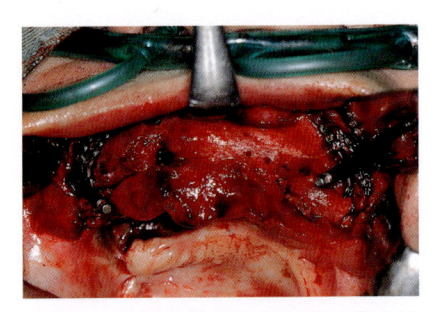

症例9-g 歯槽骨延長器設置後の術中写真。

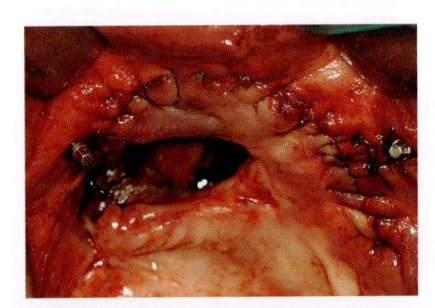

症例9-h 縫合後の口腔内写真。

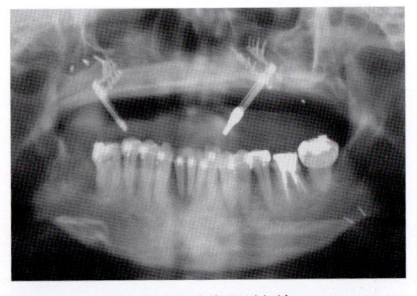

症例9-i 斜的骨延長術開始前のパノラマX線写真。

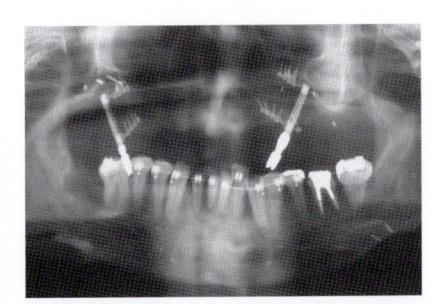

症例9-j 斜的骨延長術終了時のパノラマX線写真。

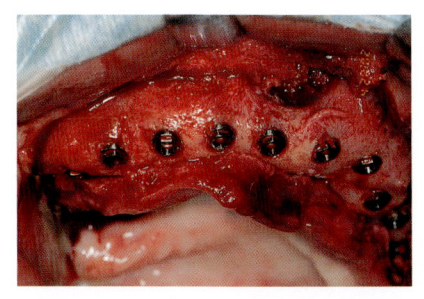

症例9-k　インプラント埋入後の術中写真。

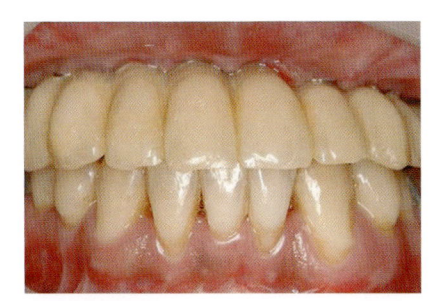

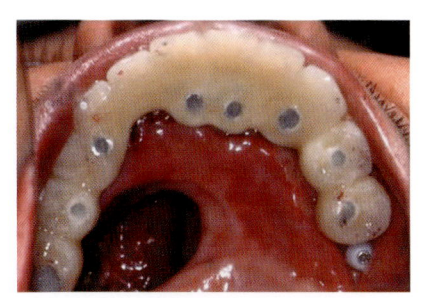

症例9-l　症例9-m

症例9-l、m　暫間補綴物装着後の口腔内写真。

まとめ

　筆者は、本ガイドラインに従って自家骨移植と歯槽骨延長術を単独および併用することにより、すべての歯槽堤造成が可能であると考える。特に、骨造成量の多い症例では、歯槽骨延長術をいかに応用するかが成功の鍵を握ると言えよう。

　しかし、歯槽骨延長術には骨移植に比べて大きな利点があるにもかかわらず、一般的にほとんど用いられていないのが現状である。それは、術式が特殊であり、術者によってその結果が大きく左右されることなどの理由からである。

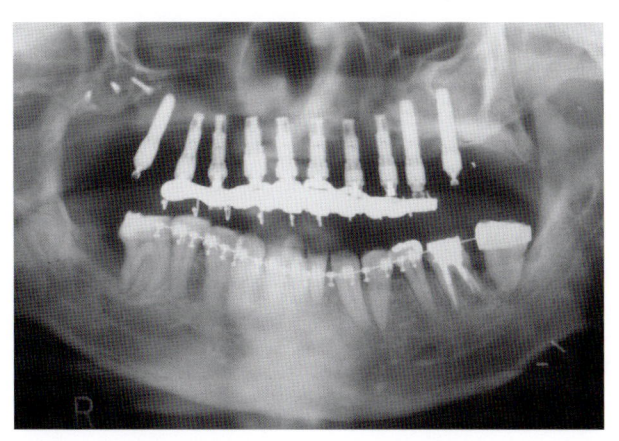

　自家骨移植に関しては、例外的な症例（症例8、9）を除けば、日常遭遇する症例のほとんどはオトガイ部・下顎枝からの骨採取で対応可能であり、安易な腸骨移植は避けるべきである。腸骨稜は術後の骨吸収は少ないが、海綿骨の骨吸収は大きく、骨造成が期待通りになりにくく、骨質が軟らかいなどの問題があり、患者の犠牲が大きい割にはメリットが少ない。それに対して、脛骨移植

症例9-n　暫間補綴物装着後のパノラマX線写真。

は局所麻酔下で、かつ通院で手術が可能であり、かなりの骨採取量が期待できるので、口腔内からの骨採取では骨量が不足な症例には適していると考えられる。

　今後ますます患者のニーズが高まるにつれ、補綴主導型インプラント治療を行う際には、インプラント治療および歯槽堤造成に精通した口腔外科医とのチームアプローチが必須である。

参考文献

1. Misch CM, Misch CE, Resnik R, Ismail Y. Reconstruction of maxillary alveolar defects with mandibular symphysis grafts for dental implants: Preliminary procedural report. Int J Oral Maxillofac Implants 1992;7(3):360-366.
2. Friberg B. Bone augmentation at single-tooth implants using mandibular grafts: A one-stage surgical procedure. Int J Periodont Rest Dent 1995;15(5):437-445.
3. Moriarty JD, Godat MS, Cooper LF. Dental implant placement and restoration in a mandibular ridge previously restored with hydroxyapatite augmentation and a dermal graft: A clinical report. J Prosthet Dent 1999;82(4):379-383.
4. Artzi Z, Nemcovsky CE. The application of deproteinized bovine bone mineral for ridge preservation prior to implantation: Clinical and histological observations in a case report. J Periodontol 1998;69(9):1062-1067.
5. Jovanovic SA, Nevins M. Bone formation utilizing reinforced barrier membranes. Int Periodont Rest Dent 1995;15(1):57-69.
6. Simion M, Trisi P, Piattelli A. GBR with an e-PTFE membrane associated with DFDBA: histologic and histochemical analysis in a human implant retrieved after 4 years of loading. Int J Periodontics Restorative Dent. 1996;16(4):338-347.
7. Ilizarov GA. The tension-stress effect on the genesis and growth of tissue: Part 1. The influence of stability of fixation and soft tissue preservation. Clin Orthop Rel Res 1989;238:249-281.
8. Ilizarov GA. The tension-stress effect on the genesis and growth of tissue: Part 2. The influence of the rate and frequency of distraction. Clin Orthop Rel Res 1989;239:263-285.

9. Chin M, Toth B. Distraction osteogenesis in maxillofacial surgery using internal devices: review of five cases. J Oral Maxillofac Surg 1996; 54:45-53.
10. Hidding J, Lazar F, Zöller JE. The vertical distraction of the alveolar bone. J Craniomaxillofac Surg 1998; 26:72-73.
11. Gaggl A, Schltes G, Kärcher H. Distraction implants: A new possibility for augmentative treatment of the edentulous atrophic mandible: case report. Br J Oral Maxillofac Surg. 1999; 37:481-485.
12. Engel PS, Rauch DM, Ladov MJ, Precheur HV, Stern RK. Alveolar distraction osteogenesis: a new alternative to bone grafts. Report of three cases. J N J Dent Assoc 1999; 70:15, 20-21, 56-57.
13. Gaggl A, Schltes G, Kärcher H. Vertical alveolar ridge distraction with prosthetic treatable distractors: A clinical investigation. Int J Oral Maxillofac Surg 2000; 15:701-710.
14. Garcia A: Alveolar distraction osteogenesis using the "LEAD System" distractor. Med Oral 2001; 69-72.
15. Chiapasco M, Romeo E, Vogel G. Vertical distraction osteogenesis of edentulous ridges for improvement of oral implant positioning: a clinical report of preliminary results. Int J Oral Maxillofac Implants. 2001; 16:43-51.
16. Lehrhaupt NB. Alveolar distraction: a possible new alternative to bone grafting. Int J Periodontics Restorative Dent. 2001; 21:121-125.
17. Zechner W, Bernhart T, Zauza K, Celar K, Watzek G. Multidimensional osteodistraction for correction of implant malposition in edentulous segments. Clin Oral Implants Res. 2001; 12:531-538.
18. Jensen OT, Cockrell R, Kuhike L, Reed C. Anterior maxillary alveolar distraction osteogenesis: a prospective 5-year clinical study. Int J Oral Maxillofac Implants. 2002; 17:52-68.
19. Horiuchi K, Uchida H, Yamamoto K, Hatano N. Anteroinferior distraction of the atrophic subtotal maxillary alveolus for implant placement: A case report. Int J Oral Maxillofac Implants. 2002; 17:416-423.
20. 堀内克啓．インプラント治療のための三次元的歯槽骨延長術（1）. the Quintessence. 2002; 21(3):81-91.
21. 堀内克啓．インプラント治療のための三次元的歯槽骨延長術（2）. the Quintessence. 2002; 21(4):87-94.
22. 堀内克啓．インプラント治療における歯槽堤増生術のガイドライン．骨移植と歯槽堤延長術の選択基準. Quintessence DENT Implantol. 2004; 11(2):22-31.
23. Dahlin C, Linde A, Gottlow J, Nyman S. Healing of bone defects by guided tissue regeneration. Plast Reconstr Surg 1988; 81:672-676.
24. Mellonig JT, Triplett RG. Guided tissue regeneration and endosseous dental implants. Int J Periodont Rest Dent 1993; 13: 109-119.
25. Bahat O: Complication of grafting in the atrophic edentulous or partially edentulous jaw. Int J Periodontics Restorative Dent 2001; 487-495.
26. Wang HL: Guided bone regeneration using bone grafts and collagen membranes. Quintessence Int 2001; 504-515.
27. Jensen J, Sinder-Pedersen: Autogenous mandibular bone grafts and osseointegrated implants for the reconstruction of the severely atrophied maxilla: A preliminary report. J Oral Maxillofac Surg 1991; 49: 1277-1287.
28. Misch CM: Ridge augmentation using mandibular ramus bone grafts for the placement of dental implants: Presentation of a technique. Pract Periodontics Aesthet Dent 1997; 8:127-135.
29. Clavero J, Lundgren S: Ramus or chin grafts for maxillary sinus inlay and local onlay augmentation: Comparison of donor site morbidity and complications. Clin Implant Dent Relat Res 1996; 5:154-160.
30. Zins JE, Whitaker LA: Membranous versus endochondral bone: Implications for craniofacial reconstruction. Plast Reconstr Surg 1983; 72:778-786.
31. Koole R, Bosker H, van der Dussen FN: Late secondary autogenous bone grafting in cleft patients comparing mandibular (ectomesenchymal) and iliac crest (mesenchymal) grafts. J Craniomaxillofac Surg 1989; 17 Suppl 1: 28-30.
32. Marock JB, Schow SR, Triplett RG: Proximal tibia bone harvest: review of technique, complications, and use in maxillofacial surgery. Int J Oral Maxillofac Implants. 2004; 19(4):586-593.
33. Paranque AR, Denhez F, Bey E, Gouzien G, Gantaloube D. Vertical alveolar distraction osteogenesis of the posterior edentulous mandible: a case report. Ann Chir Plast Esthet. 2001; 46(4):330-335.

特別講演

Marc L. Nevins

審美的かつ再生的な口腔形成外科手術：組織工学における臨床応用

Aesthetic and Regenerative Oral Plastic Surgery: Clinical Applications in Tissue Engineering

Marc L. Nevins
(DMD, MMSc. Assistant Clinical Professor, Department of Oral Medicine, Infection and Immunity, Harvard School of Dental Medicine, Boston, Massachusetts)

訳／立川敬子[*1]、山口葉子[*2]
（東京医科歯科大学歯学部附属病院回復系診療科インプラント外来・講師[*1]、医員[*2]）

Noriko Tachikawa, Yoko Yamaguchi
(Tokyo Medical and Dental University Factory of Dentistry. Clinic for Oral Implant)

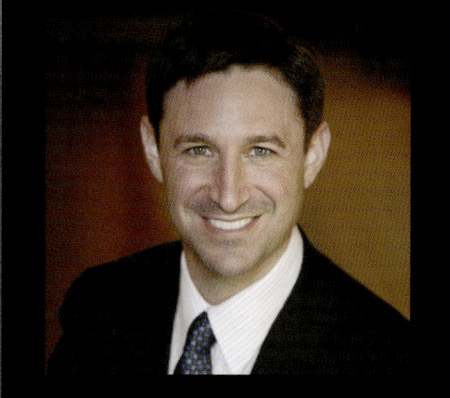

はじめに

　組織工学は、適切な生物学的伝達物質（メディエイター）と基質（マトリックス）を組み合わせることにより、生体の組織再生を促進するあらゆる試みと定義される[1]。歯周病専門医によって行われる多くの処置が、上記の定義に含まれる。軟組織移植術、歯周組織再生術、また遺伝子組み換え型成長因子やアメロゲニン様因子を用いた外科処置がこの組織工学の定義に当てはまる[2]。手術部位には細胞の足場とシグナル分子が組み込まれる[3]。歯周組織の再生は、十分な血液供給があり、細菌感染その他の環境因子がコントロールされた適切な状態で達成される（図1）[4]。臨床家は創傷治癒と再生医療の生物学的原則を理解することにより、これらの術式による結果を最大限に利用することができる。

　再生技術の進歩は、歯周治療を変革しつつある。かつて歯周病学は、歯周組織の健康状態を確立するために切除療法に頼った。これらの処置は、臨床的な歯冠の延長や歯肉退縮による審美的な変形をもたらし、知覚過敏や根面齲蝕の危険性を上昇させる。現在、歯周病学では実際に組織カントゥアと審美性を保持する外科的な取り組みに、再生医療を利用している。より新しい技術と再生反応を刺激する生物学的活性を持つ材料を組み合わせることにより、歯周治療に対する取り組みと患者の結果が変わってきている。

　患者ケアを向上させるためには、最新の技術と外科手技の進歩とを組み合わせる必要がある。20年前に結合組織移植が導入されたことにより、歯周病専門医は患者に機能的かつ審美的に素晴らしい結果を与えられるようになった[5]。これは非常に予知性が高い術式であり、根面被覆療法のケアのスタンダードであると文献に記されている[6]。高度な歯根露出があっても、改良型双茎弁デザ

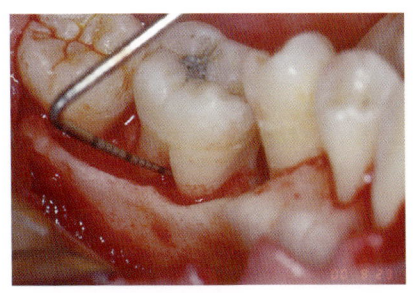

図1-a、b　Ⅱ度の根分岐部病変部は、同種骨基質に成長因子rhPDGF-BBを添加することで、組織学的結果で証明されるように良好な結果を得た。

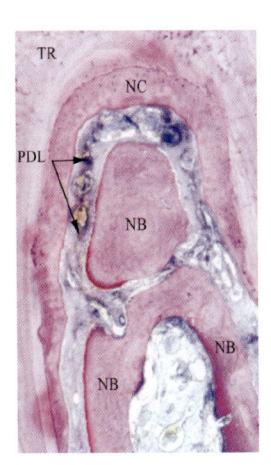

インとアメロゲニン様因子を用いた術式のような最近の進歩により、明らかに移植技術を高めることができるようになった[7,8]。これらの進歩の目指すところは根面を被覆することであり、それが長期にわたって安定し、外科的に治療されたことが容易にはわからないような審美性を達成することである。

現在、臨床診療で行われる口腔形成外科手術の多くが、アメロゲニン様因子あるいは成長因子を用いることによって、治療結果を向上させることができる。これらの中には、歯周組織再生療法、結合組織移植による根面被覆、歯槽骨の保存、および顎堤増大術や上顎洞底挙上術によるインプラント部位の造成が含まれる。これらの術式にも、今までにない治療法として新しい治療用生体材料を用いたり、現在の技術を向上させるための補助的な物質として成長因子を利用することができる。以下の症例で、組織工学を用いた組織再生治療の応用を示す。

症例1

この患者は、上顎右側犬歯に高度な歯肉退縮があり、約15年前に遊離歯肉移植を行った（症例1-a）。移植により、歯肉退縮の進行を防ぐことはできたが、患者の審美的要求は満たされなかった。患者のスマイルラインは高く、両側上顎犬歯の歯肉退縮が見えることを気にしていた。

改良型双茎弁法、エナメルマトリックス誘導体（EMD [Straumann]）、および歯冠側歯肉弁移動術を併用した結合組織移植の応用により、予知性の高い治療が行われた。露出した歯根は外科的アプローチにより治療した（症例1-b）。根面は手用器具で徹底的に滑沢にし、以前に治療された複合修復物はすべて除去した。根面にはテトラサイクリンを塗布した後ルートプレーニングを行い、ルートプレーニング後に中性の局所根面処理剤を塗布した。結合組織移植片は右側口蓋部から採取し、同部位は一次閉鎖した。洗浄、乾燥した根面にEMDを適用し、さらに移植部位や口蓋創部にも用いた。

結合組織移植片は懸垂縫合（6-0 chromic gut）を用いてCEJで縫合し、移植片から遠ざけて口蓋で結紮した。復位する頬側歯肉弁は、移植片を覆って一次閉鎖を得るために歯冠側へ移動し、縦切開部で懸垂縫合と断続縫合を用いて張力がかからないように縫合した（症例1-c、d）。

術後6ヵ月で、以前の遊離歯肉移植部位をスムーズにするために歯肉形成を行った。スマイルラインが高いために、この患者には高い審美性が必要とされたが、術後12ヵ月目には根面が完全に被覆され、周囲組織との良好な審美的調和がみられた（症例1-e）。この生体擬似治療により、以前の移植の痕跡はほとんどわからなくなった。上顎左側犬歯もまた結合組織移植で良好な治療結果が得られた。

歯周組織再生

歯周治療のもっともやりがいのある局面は、すでに感染した根面上の歯槽骨、歯周靱帯とセメント質を含む歯周組織の再生である。最近、食品医薬品局は合成基質を用いて投与する遺伝子組み換え型成長因子を承認した。

症例1

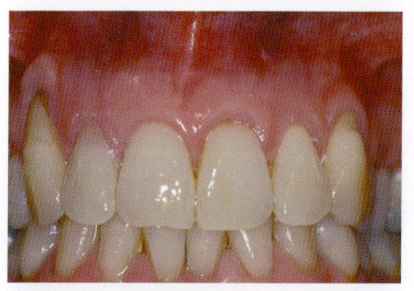

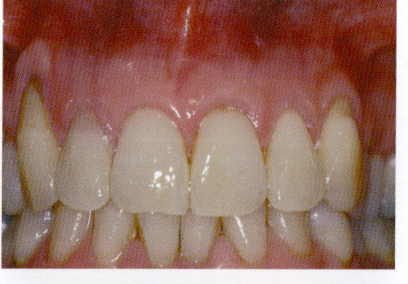

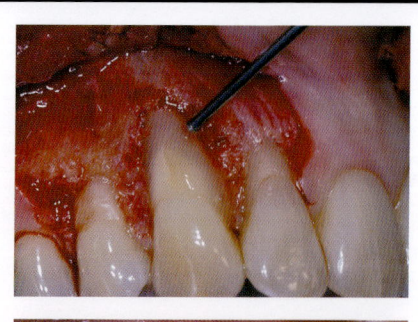

症例1-a、b 高いスマイルラインと歯肉退縮により審美的な問題が生じている。骨欠損が露出している。

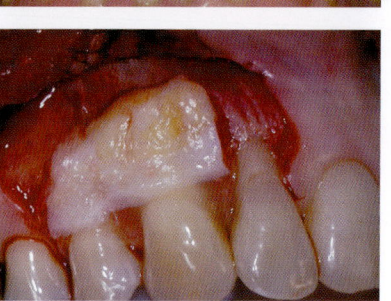

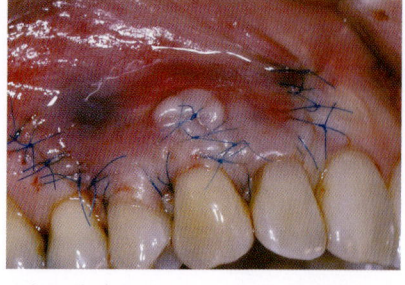

症例1-c、d 根面はテトラサイクリンペースト、EMD、および結合組織移植で処置された。退縮した歯肉の裂開部は、7-0ポリプロピレン糸で縫合された。

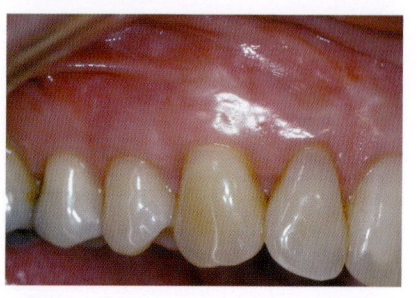

症例1-e 術後1年目にはほぼ歯根全体を被覆し、かつ審美的に良好な結果が得られた。

無作為抽出対照二重盲検臨床試験においてGEM21S（Osteohealth）は、治療後6ヵ月の評価で臨床的なアタッチメントの増加とX線写真上の骨量および骨の充足率の増加を示した[9]。GEM21Sは歯周組織を対象とした強力な成長因子（rhPDGF-BB）と合成β-TCPマトリックスとを組み合わせたもので、喪失した歯周組織を再生する。過去20年以上にわたり、rhPDGF-BBはこの応用のために広く研究され、きわめて安全であることが示されてきた。120名の患者がrhPDGF-BB治療を受けた6ヵ月間の臨床試験を含む2つの多施設共同研究では、治療に関するいかなる重大な有害事象も報告されなかった[10]。

症例2

この患者は侵襲性歯周炎と診断され、下顎右側犬歯に高度な歯槽骨の吸収が認められた。この部位の外科的な開創により、7mmの内側性骨欠損が明らかになった（症例2-a）。この欠損は1壁／2壁性であり、十分な骨壁に囲まれていなかった。従来の組織誘導再生法（GTR）のアプローチは、再生メンブレン上の軟組織の扱い方が課題であり、この再生メンブレンの露出はGTRの成功率を有意に減少させる。

この患者は、1.0mg/ml rhPDGF-BBをβ-TCPと組み合わせた臨床試験の一環として治療された。術中、軟組織を丁寧に挙上し、肉芽組織の掻爬と根面の歯石除去をするために適切なフラップを形成することに特に注意を要した。根面は局所的にテトラサイクリンペーストで4分間処理し、洗浄、乾燥させた根面と欠損部に対して直接rhPDGF-BBを適用した。β-TCPは事前にrhPDGF-BBを染み込ませ、欠損部を満たすように充填された（症例2-b）。フラップは欠損の一次閉鎖のために縫合された。

12ヵ月後、骨で満たされたことがX線写真上で示され、再度の開創手術時に欠損部が明らかに骨で満たされ、以前裂開していた頬側根面が被覆されたことが明らかになった。術後X線写真では治療部位の成熟化が見られ、術後36ヵ月のX線写真ではより一層の成熟化と安定性が証明された。

症例3

患者の下顎左側第二大臼歯には遠心頬側部に11mmの

症例2

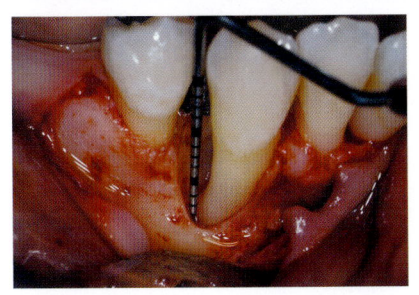

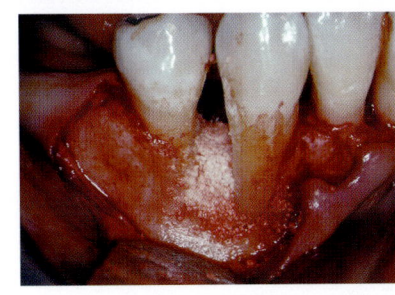

症例2-a | 症例2-b 症例2-a、b 再生メンブレンは裂開した欠損部の上に置いた場合、被覆状態を保つのが難しい。この部位は、rhPDGF-BBを事前に染み込ませたβ-TCPで処理された。

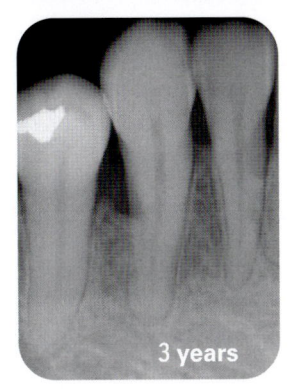

症例2-c 36ヵ月後のX線写真は、骨の成熟化と同部の安定性を証明している。

症例3

症例3-a | 症例3-b

症例3-a 遠心頬側に11mmのポケットを持つ下顎第二大臼歯のX線写真。症例3-aと3-bのX線写真上で逆アーチを示す骨梁に注目。

症例3-b 0.3mg/ml rhPDGF-BBとβ-TCPで治療後3年では、骨梁形成を伴う骨の充満がX線写真上明らかである（GEM21S）。

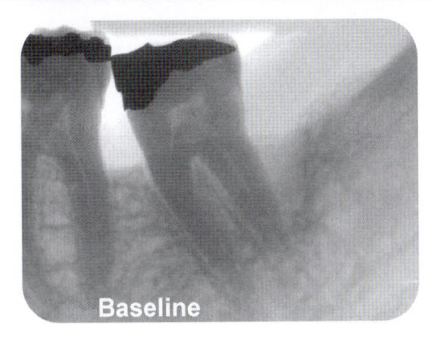

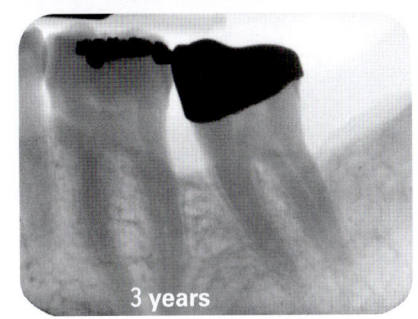

歯周ポケットが認められ、臨床試験期間中に、GEM21S（0.3mg/ml rhPDGF-BBおよびβ-TCP）で治療された（症例3-a）。術前X線写真では、遠心部に深い垂直的な骨欠損があり、根尖3分の1に及ぶことが明らかになった。この歯は予断を許さない状態であったが、患者はこの歯の保存を希望した。術後6ヵ月の評価では、プロービング深さが6mm減少し、臨床的なアタッチメントが6mm獲得されたことが明らかになった。術後3年のX線写真では、自然な骨梁を示す骨で満たされ、以前の骨欠損がないことが証明された。この歯は、現在予後良好であり全部被覆冠で修復されている（症例3-b）。

症例4

この患者は全顎的に重篤な慢性歯周炎（AAP typeⅣ）を呈し、下顎切歯は高度な歯槽骨吸収によってすでに抜歯が必要であると診断されていた。この患者に提示された治療オプションは、4本の下顎切歯を抜歯してインプラント支持の固定性部分床義歯で修復するか、あるいは切歯を保存するために歯周再生治療を適用するかであった。患者の希望は天然歯を保存することであり、そのための治療計画を決定した。

初期治療は、スケーリング・ルートプレーニング、口腔衛生指導および咬合分析であった。咬合分析では切歯の動揺をコントロールする必要性が明らかになり、動揺歯は咬合調整を行い、ワイヤメッシュとコンポジットレジンで暫間固定した。外科的デブリードマンにより、左下顎側切歯と中切歯の間に1壁性の骨欠損があることが明らかになった。歯根はまずテトラサイクリンで処理したのちルートプレーニングを行い、さらに中性のEDTAで処理したのち洗浄、乾燥させた根面へEMDゲルを塗布した。同部位は併用療法で治療した。75％の脱灰凍結乾燥骨（DFDBA）と25％の顆粒状自家骨、EMD、保護用のコラーゲンメンブレン（Bio-Gide［Osteohealth］）

症例4

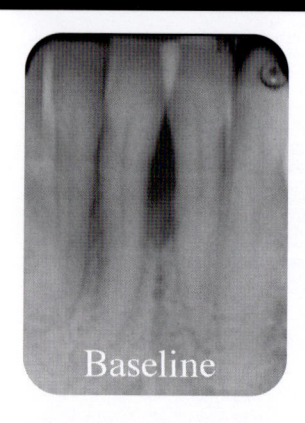

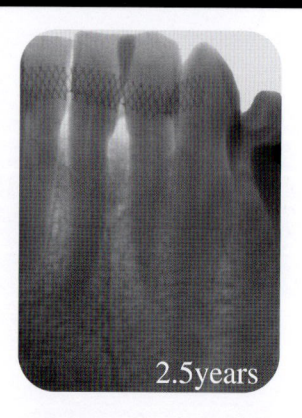

症例4-a | 症例4-b

症例4-a、b　ベースラインと2年半のX線写真では、DFDBAとEMDで治療された下顎切歯欠損部の再石灰化がみられる。

症例5

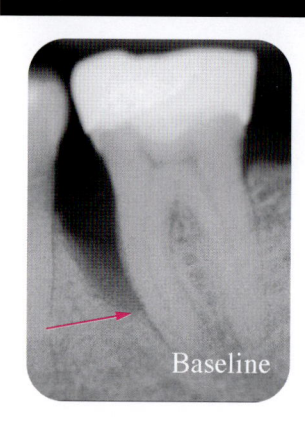

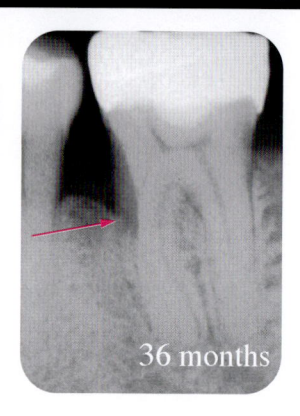

症例5-a | 症例5-b

症例5-a、b　再生治療後3年の予後では、欠損部が11mm改善された。

である。EMDは移植材と混合し、さらに移植部、メンブレン、創面へ適用した。

術後4ヵ月のX線写真では骨の充満が見られ、9ヵ月のX線写真では治療された移植部位の再石灰化が明らかになった。術後30ヵ月のX線写真では、治療部位の正常な骨梁形成が見られた(症例4-a、b)。下顎切歯を整えるために患者は矯正治療を希望しているが、それは36ヵ月の評価の後に検討する。

症例5

この患者は、最初に下顎左側第一大臼歯の近心部に11mmの骨欠損が認められた。骨移植、成長因子、吸収性メンブレンを併用した歯周組織再生治療後3年のX線評価では、歯根の状態が改善されたことがわかった。最初の骨欠損は明らかに骨で満たされている(症例5-a、b)。

症例6

より困難な問題として、硬組織と軟組織同時の再生が挙げられる。例えばこの症例は、上顎左側第一大臼歯に歯肉歯槽粘膜の欠損、歯肉退縮およびII度の根分岐部病変を伴っていた(症例6-a〜e)。

欠損部はDFDBAを併用したEMD、結合組織移植および改良型双茎弁法で治療した。フラップ挙上、肉芽掻爬、および根面処理後、欠損部はEMDで処理し、次にEMDに事前に浸漬して湿らせたDFDBAを充填した。結合組織は、移植骨を覆うように縫合した。裂開を伴う被覆フラップは、歯間乳頭を元の位置へ戻すように7-0ポリプロピレン糸で縫合し整復した。骨膜の減張切開により、複合移植材上の一次閉鎖が得られた。12ヵ月の臨床的評価では、十分な範囲の付着歯肉と約10mmのアタッチメントが獲得されていた。

症例6

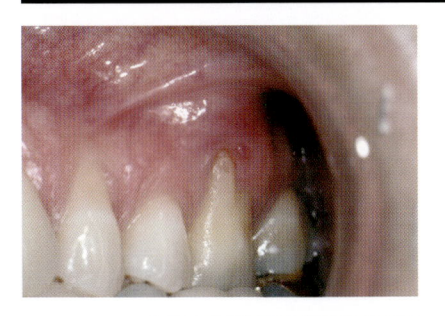

症例6-a	症例6-b	症例6-c
	症例6-d	症例6-e

症例6-a〜e　より複雑な症例は歯肉歯槽粘膜の欠損、歯肉退縮およびII度の根分岐部病変を伴っており、EMDとDFDBAの混合材、結合組織移植、および双茎弁変法で治療された。1年で10mmのアタッチメントレベル獲得と付着歯肉の十分な幅を得た。

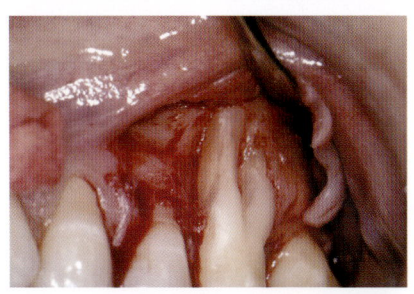

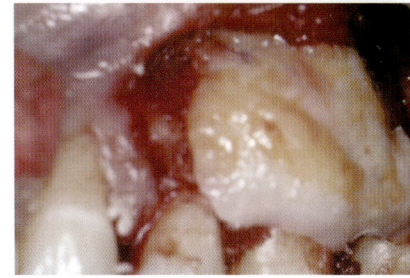

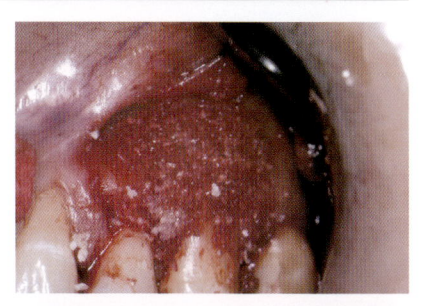

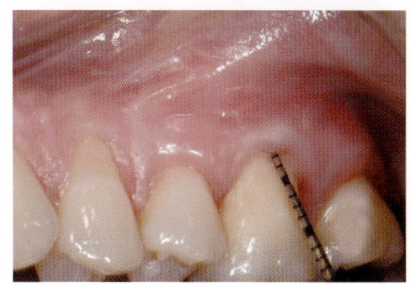

結論

組織工学再生医療が歯周治療学にもたらしている進歩は、研究者、臨床家および患者のために非常に意義のあるものである。何十年にわたる研究の結果、臨床的およびX線学的に評価される患者のケアを向上させた。オッセオインテグレーテッドインプラントの成功のために、近年の歯周療法で健康に回復することができる多数の歯が抜歯されている。臨床家は、抜歯前に再生歯周治療を含む歯周治療のすべての選択肢を考えることが必要である。そして臨床家は、これらの選択肢を患者に伝えなければならない。

参考文献

1. Langer R, Vacanti JP. Tissue engineering. Science. 1993; 260: 920-926.
2. Lynch SE. The role of growth factors in periodontal repair and regeneration. In: Polson AM, ed. Periodontal Regeneration: Current Status and Directions. Chicago, Ill: Quintessence; 1994: 179-198.
3. Giannobile W. Periodontal tissue regeneration by polypeptide growth factors and gene transfer. In: Lynch SE, Genco RJ, Marx RE, eds. Tissue Engineering: Applications in Maxillofacial Surgery and Periodontics. Chicago, Ill: Quintessence; 1999.
4. Camelo M, Nevins ML, Schenk RK, et al. Periodontal regeneration in human Class II furcations using purified recombinant human platelet-derived growth factor-BB (rhPDGF-BB) with bone allograft. Int J Periodontics Restorative Dent. 2003; 23: 213-225.
5. Langer B, Langer L. Subepithelial connective tissue graft technique for root coverage. J Periodontol. 1985; 56: 715-720.
6. Wennstrom JL. Mucogingival therapy. Ann Periodontol. 1996; 1: 671-701.
7. Harris RJ. The connective tissue with partial thickness double pedicle graft: the results of 100 consecutively-treated defects. J Periodontol. 1994; 65: 448-461.
8. Rasperini G, Silvestri M, Schenk RK, et al. Clinical and histologic evaluation of human gingival recession treated with a subepithelial connective tissue graft and enamel matrix derivative (Emdogain): a case report. Int J Periodontics Restorative Dent. 2000; 20: 269-275.
9. Nevins M, Giannobile WV, McGuire MK, et al. Platelet-derived growth factor stimulates bone fill and rate of attachment level gain: results of a large multicenter randomized controlled trial. J Periodontol. 2005; 76: 2330-2332.
10. Howell TH, Fiorellini JP, Paquette DW, et al. A phase I/II clinical trial to evaluate a combination of recombinant human platelet-derived growth factor-BB and recombinant human insulin-like growth factor-I in patients with periodontal disease. J Periodontol. 1997; 68: 1186-1193.

おわりに

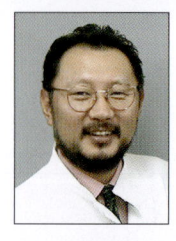

（五十音順）

副会長　木原敏裕

　歯科治療のオプションとしてインプラントは欠かせないものとなってきた。高齢社会が訪れた現在、一般の人々にとってもより快適な生活ができるような口腔内の環境を求める声が多くなってきている。われわれ歯科医師がやらなければならないことは、その時代背景における最善を尽くす、ということであろう。さまざまな研究がなされ臨床的な結果が出ているものについては積極的に導入すべきであり、自分ができないから「そんな患者はいないから」と言っていたのでは、患者にとっても術者にとってもいつまでも幸せな状況にはならないであろう。

　歯科医療には「もうこれでいい」という到達点はないであろうし、いつの時代であっても、研鑽を続けそれを患者に対してフィードバックしていく姿勢が必要であると考える。

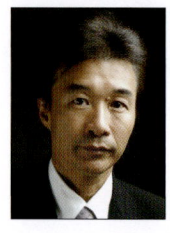

副会長　土屋賢司

　近年のインプラント治療の発展には目を見張るものがある。世間一般的なインプラント治療のニーズも高まり、成功の基準も審美的、機能的側面を考慮すると一段と高くなっているように思える。

　それに伴い、材料、技術も日々進歩し、多くのインプラントシステムが臨床で用いられるため情報も煩雑化している。OJは「スタディーグループやインプラントシステムの垣根を越えて」というコンセプトの下、多くの臨床家や企業の見解を持ち寄り、よりよい情報交換を行っている。この情報交換こそがインターディシプリナリーアプローチを進めるうえで重要であろう。

　このOJが、多くの臨床家の一助となり、歯科医療のさらなる発展に役立つことを願う。

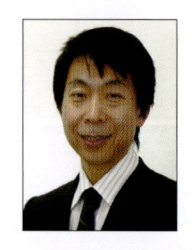

副会長　西村　眞

　現在、インプラントは成熟期を向かえ、多岐にわたる膨大な情報が日々多方面から手元に入ってきます。そのような中で、自分にとっては何が有益な情報であるかを選別する力を持つことも大事なことと言えます。

　最終ゴールをどこに置くか、また最終目標を何におくかによっても、入手する情報は選択されるでしょう。いずれにしても、術者の持つ技術や感性にゆだねて治療が先行するだけでなく、患者が培ってきた生活のバックボーンの中でゴールを組み立てることも重要な要素になるでしょう。

　これからも世界中で紹介される新しい技術やマテリアルが、私たち日本人の生体的特性にとってはどうであるかなどの検討を、相互に情報交換しながら臨床を通じて発表していただけることをOJに期待したいと思います。

パノラマ型CT「ファインキューブ」で診査・診断へ。

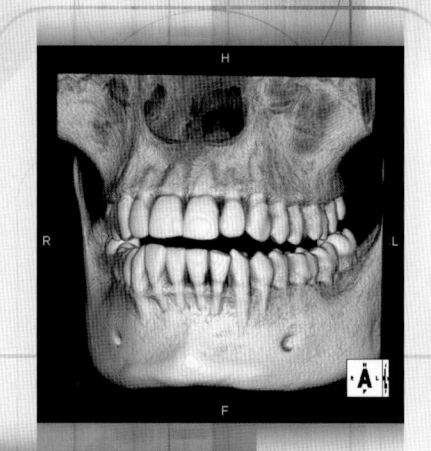

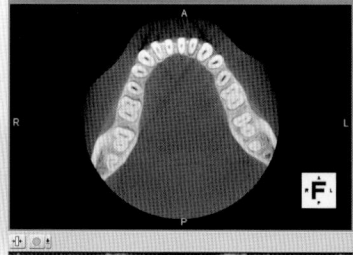

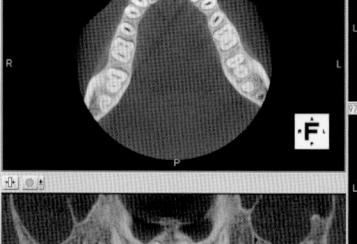

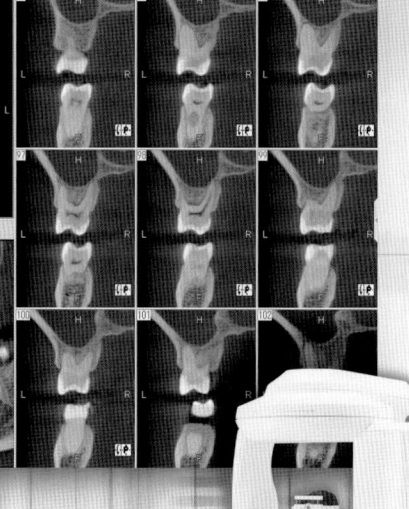

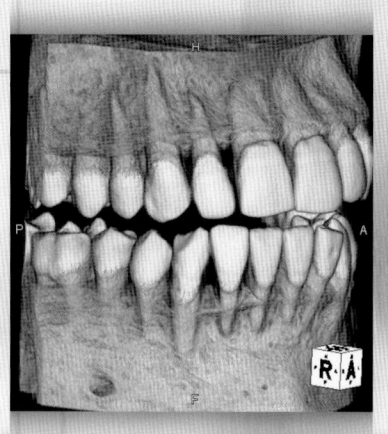

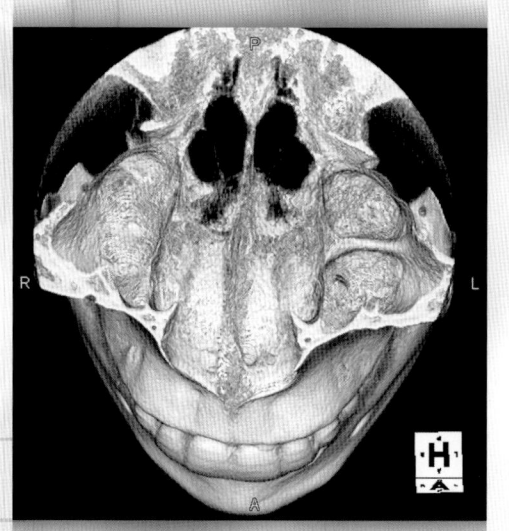

◎パノラマサイズCTなので通常のレントゲン室でも設置できます。※1
◎高性能デンタルソフトウェアを搭載。
◎詳細な3D画像処理を実現。
◎広域撮影（標準撮影）と拡大撮影※2（高解像度撮影）を
　標準と高密度（高精細）※3の2モードで撮影が可能。
◎正確な撮影をガイドするナビゲーション画面による位置付け。

※1　最小スペースの設置で、撮影頻度が3ヶ月に390枚以内の場合です。
※2　拡大撮影を選択することで、さらに高解像度画像を得ることができます。
※3　高密度モードを選択することで、さらに高精細画像を得ることができます。

finecube

アーム型X線CT診断装置［ファインキューブ］

●医療用エックス線装置及び医療用エックス線装置用線管　管理医療機器　アーム型X線CT診断装置
●本体寸法：H1,925mm×W1,170mm×D1,570mm ●本体質量：390kg ●医療機器認証番号：218ACBZX00011000 ●標準価格：30,000,000円（取付費・送料は別途）

◎発売元：株式会社ヨシダ　〒110-8507 東京都台東区上野7-6-9　TEL.03-3845-2951（学術営業推進本部 インプラント部）◎製造販売元：株式会社吉田製作所

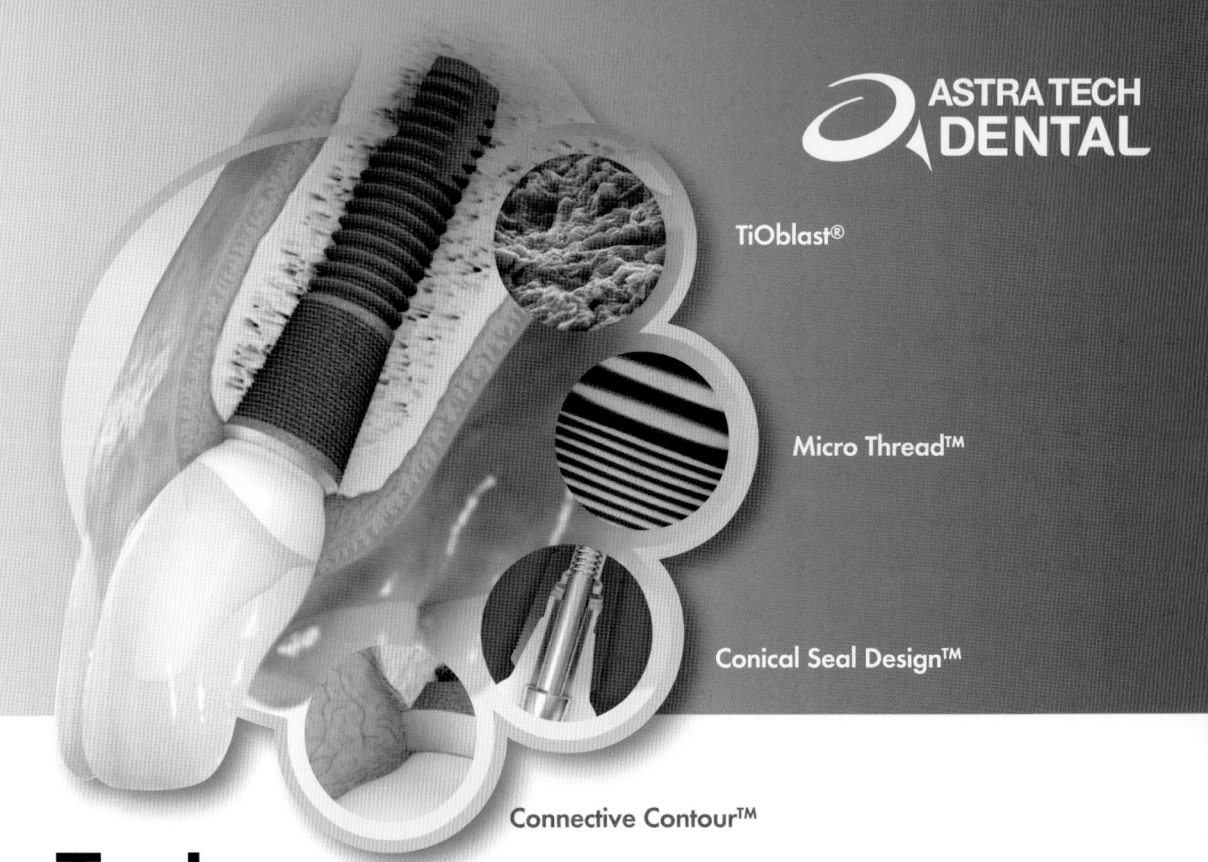

ASTRA TECH DENTAL

TiOblast®

Micro Thread™

Conical Seal Design™

Connective Contour™

Astra Tech BioManagement Complex™
－function, beauty and biology in perfect harmony－

TiOblast®

TiOblast®は二酸化チタン（TiO2）の粒子をフィクスチャー表面に吹き付けて表面をブラストすることにより、フィクスチャーの表面を2〜10μmの均一な粗造面にして、骨組織との機械的な嵌合をより強固にします。また、骨に適度な刺激を与え、インプラント周囲の骨の再生を促します。

Conical Seal Design™

Conical Seal Design™とは、インプラントに掛かる荷重を骨のより深い位置に分散するための、辺縁骨レベル下でおこなう円錐形の接続様式です。
Conical Seal Design™の辺縁骨と、フラット・トゥ・フラットのデザインのものとを比較して、Conical Seal Design™では、インプラントに掛かるピークストレスを軽減し、そしてそれによって辺縁骨を保護します。それはまた、微小動揺と微小漏洩を最小限にし、周囲の組織からインプラントの内部を封鎖します。

Micro Thread™

アストラテックインプラントのネックは、最適な荷重分配を提供し、掛かるストレスを軽減できるようにMicro Thread™と呼ばれる微小ネジ構造で設計されています。
このデザインは、最適なインプラントデザインに不可欠な骨生理学の完全な理解に基づいています。
骨組織がそれを維持するためには、機械的に周囲の骨を刺激するデザインであること、インプラントと骨の界面に重要なポイントを持っていくこと、辺縁皮質骨のどの位置にピークストレスが起こるかと云うことを考慮に入れていなければならないと云うことです。

Connective Contour™

Connective Contour™とは、アストラテックのインプラントとアバットメントが接続されるときに作られるユニークなContour（輪郭）のことです。
このContourは、インプラントと結合（融和）する周囲の軟組織の高さとボリュームの増加を許容します。それはまた、辺縁骨を封鎖し、保護することになります。

製造元

ASTRA ASTRA TECH

Astra Tech AB, Box 14, SE-431 21
Mölndal, Sweden

製造販売元

DENICS INTERNATIONAL

http://www.denics.co.jp

株式会社デニックス・インターナショナル
〒151-0051 東京都渋谷区千駄ヶ谷1-7-16　Tel:03-5775-0515

承認番号　20700BZG00070000
　　　　　20800BZG00033000
　　　　　20800BZG00034000
許可番号　13B1X00020

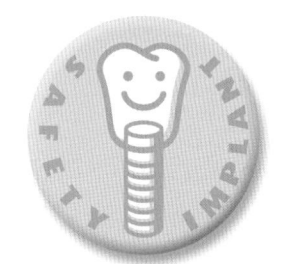

Safety Implant™

安全・確実なインプラント治療の実現をトータルサービスで支援しています

インプラント術前シミュレーションソフト
SimPlant®

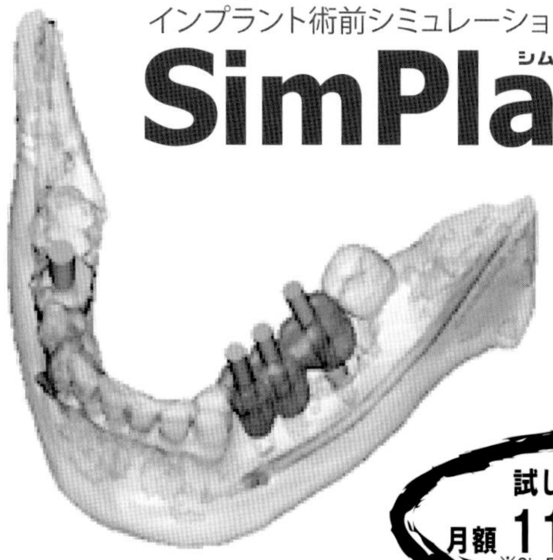

SimPlantには
世界中のインプラントメーカー様からのご協力により
リアルなフィクスチャー・アバットメントが搭載されています

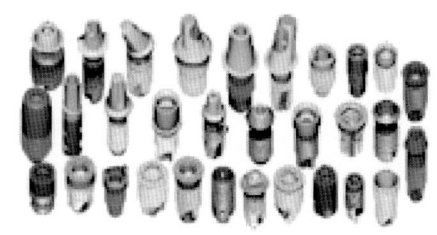

試してください SimPlant
月額 **11,800円** よりご利用いただけます
※SimPlantPlanner1ライセンス 5年リースの場合の参考価格（税抜）
2007年1月1日現在

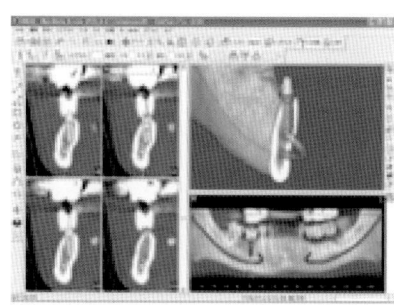

3Dならではの分かりやすさで
治療計画のスムーズな立案はもちろん、
インプラントを検討中の患者様への説明にも活用されています

フラップレスにも対応した歯科インプラント用ドリルガイド
SurgiGuide
薬事申請済み

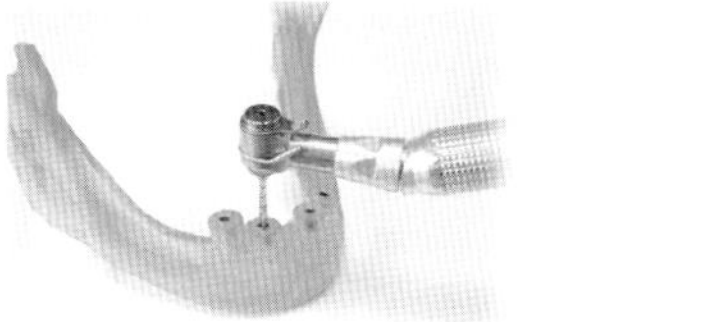

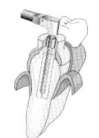

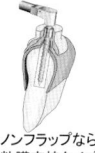

- 骨モデル付きの骨支持タイプ
- ノンフラップなら粘膜支持タイプ
- 少数歯欠損には歯牙支持タイプ

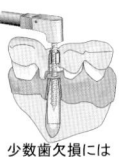

症例に合わせて柔軟に
ガイドの支持方法を選択できるので
フラップレス術式はもちろん
様々な症例でご利用いただけます

患者様の顎骨形態が手にとって分かる
立体モデル作成 NEW サービス

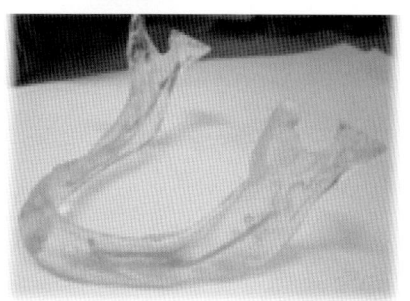

下顎管にマーカーが入ったモデル

ドリリングや埋入テストしたものが
透けて良く見えます
下顎管や歯牙など
指定部位の着色も行えます

先生方からのご要望に応えて進化した
データ作成 NEW サービス

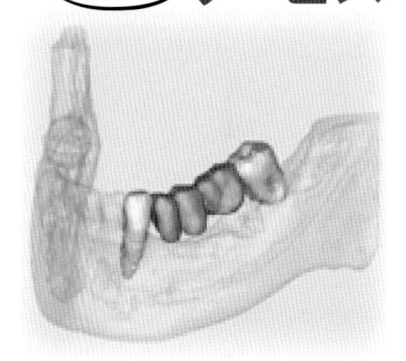

アーチファクトの除去
顎骨と撮影用テンプレートの分離に加え
新たに歯牙抽出・顔貌作成の
サービスが追加されました
臨在歯の歯根との干渉や
抜歯窩の確認などで効果を発揮します

★ NEWS ★

**お手持ちのCT撮影データで
CT&3D画像診断を体験してみませんか？**
データ（DICOM形式）をCD-RやUSBメモリへ保存していただき、
各種学会での展示ブースやセミナー会場へお持ちいただければ、
その場で取り込んでご覧いただくことが可能です。
もちろん、医院へお伺いしての対応もお受けしております。

**スタディグループ・研究会などで
個別説明会・体験自習を行いませんか？**
メンバーの時間が合わせられない。遠地は無理。休日は無理。
→ ご指定の場所・ご指定の時間に当社が伺います。
柔軟に対応が可能ですので、まずはご相談ください。

☐ 資料請求　☐ 各種お申し込み　下記に必要事項をご記入の上、FAXでお送りください。

(株)横河マテリアライズ　営業　行

病院名	科名
お名前	
ご住所　〒	
電話番号	FAX番号
e-mail	

株式会社 横河マテリアライズ
Materialise Yokogawa Inc.

Tel.047-435-6115　Fax.047-435-6138　http://www.simplant.jp
〒273-0026 千葉県船橋市山野町47-1 横河第2テクノビル

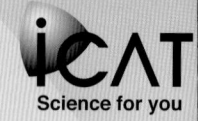

iCATナビゲーションシステム

進化する"Made in Japan" インプラント治療のベストソリューション

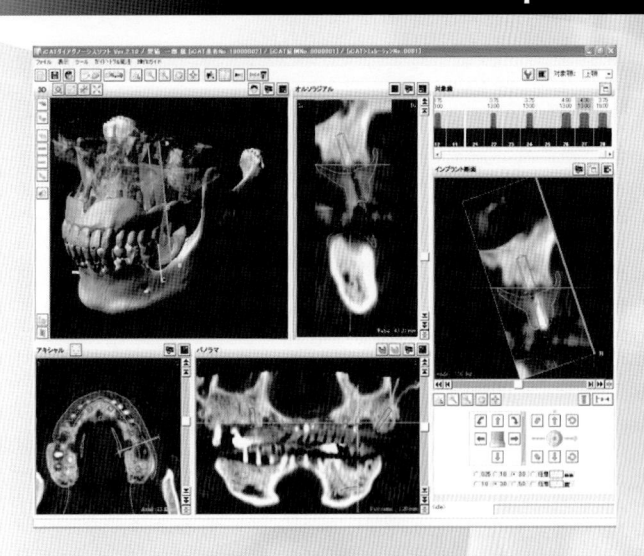

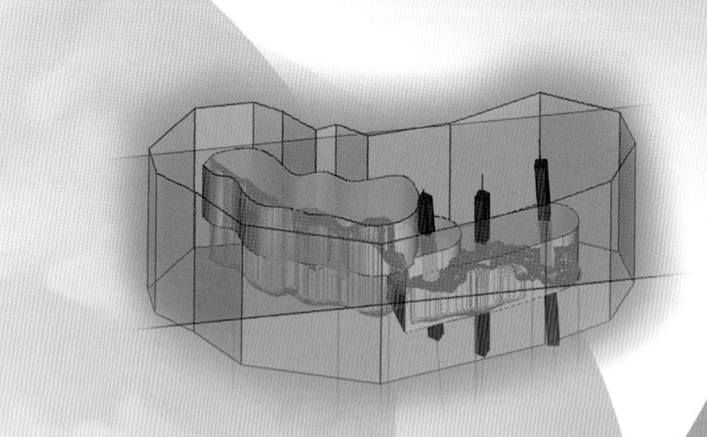

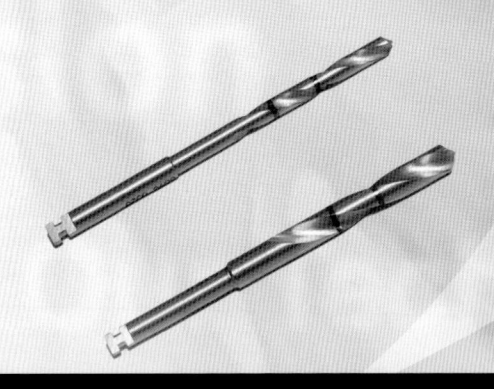

診査診断の新機軸「インプラント断面」
世界でiCATだけが可能にした「インプラント断面」。隣在歯との関係や傾斜状態を精度高く把握でき、さらにCT値表示によりドリル方向に沿った骨質診断も可能です。

安心・安全をお届けする手術支援ツール
国内臨床実績 No.1

日本の臨床医から絶大な評価と信頼を得ている手術支援ツール。シミュレーション結果を高精度に反映した手術用テンプレートとドリルにより、治療計画に従った手術をサポートします。手術時間も短縮され、先生方・患者さまの負担が軽減されます。

iCATナビゲーションシステム 導入費 **58,000円**（ソフト代含む）

詳細は www.icatcorp.jp または アイキャット 検索

株式会社アイキャット
〒532-0011 大阪市淀川区西中島3-19-15第3ミツヤビル6F
TEL：06-6886-7299（代表） FAX：06-6886-7298

お問い合わせ **0120-167-190**
受付時間：午前9:00〜午後6:00（土日祝日は除きます）
※平日の午後6:00以降は06-6886-7299へおかけください。
E-mail：info@icatcorp.jp

FAX送信先 06-6886-7399
資料のご請求は、下記必要事項にご記入の上、FAXをお送りください。

お名前／医院名／ご住所（〒 - ）／E-mail／お電話／FAX

OJ5th

インプラント治療の教科書として活用できる1冊

未経験者でも、インプラント治療の導入方法がすぐにわかる
初心者でも、一次手術、二次手術、補綴処置、技工操作のポイントがすぐにわかる
熟練者が読んでも役立つ複雑な硬・軟組織造成法が満載
詳しいフローチャートで、各治療の手順も一目瞭然

CONTENTS

第1部
イントロダクションならびにアセスメント

- 第1章　イントロダクション
- 第2章　患者選択および治療原則
- 第3章　患者アセスメント
- 第4章　病歴
- 第5章　その他の診断法
- 第6章　解剖学的変異に対する対処

第2部
インプラント埋入：外科手術と補綴処置

- 第7章　即時埋入
- 第8章　成熟歯槽堤を有する適切な骨への遅延埋入
- 第9章　遅延荷重インプラントの二次手術
- 第10章　修復段階：補綴の手順

第3部
造成：硬組織と軟組織の修正操作

- 概要
- 第11章　骨拡幅
- 第12章　局所的なオンレーグラフト（骨移植）
- 第13章　広範な骨移植
- 第14章　上顎骨後方
- 第15章　下顎骨後方
- 第16章　軟組織修正外科手術

インプラント歯学の実際
診断、外科、補綴、技工の
審美と機能のハーモニー

PRACTICAL IMPLANT DENTISTRY

Diagnostic, Surgical, Restorative and Technical Aspects of Aesthetic and Functional Harmony

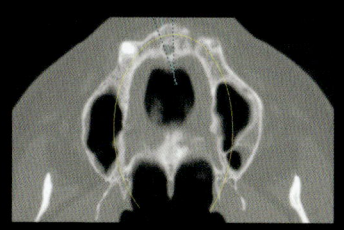

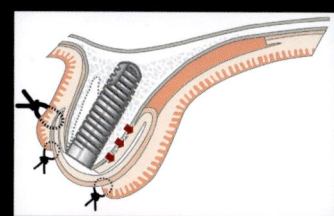

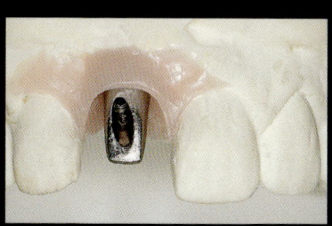

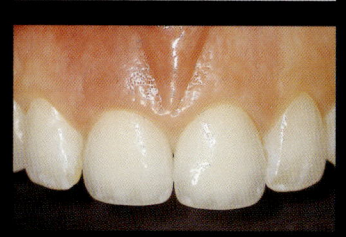

Ashok Sethi / Thomas Kaus　著

瀬戸晥一 / 佐藤淳一　監訳

● サイズ：B5判変型　● 316ページ　● 定価：15,750円（本体15,000円・税5%）

クインテッセンス出版株式会社
〒113-0033　東京都文京区本郷3丁目2番6号　クイントハウスビル

camlog BIOTECHNOLOGIES
カムログインプラントセミナー
～アドバンス3日コース～

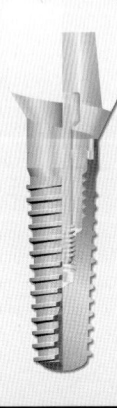

成功のためのインプラント外科を学ぶ

インプラントは埋入できるけれどもう一歩上の治療がしたい。
骨や歯肉を増やすテクニックをマスターしたい。
審美的なインプラント埋入方法を覚えたい。

開業医ができる外科治療（骨と歯肉の再生、増殖）を中心とした、臨床にすぐに活かせる内容を学ぶコースです。全てのケースを実際の臨床ビデオで解説すると共に、デモンストレーションでの実習を行います。午前中が講義、およびケースプレゼンテーション、午後が模型・豚顎骨等を用いた実習になります。計3回のコースです。

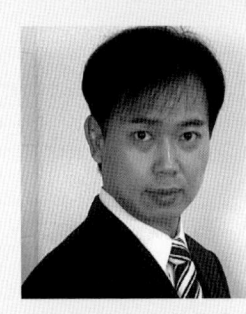

講師紹介

皆川 仁 先生

明海大学歯学部卒業
東京SJCD理事
歯科用CO2レーザー学会　理事
カムログインプラントシステム公認インストラクター
2003年1月　ドイツBADEN-BADEN市
　　　　『"MEET FRIENDS" Exchange of experience』にて講演
2006年5月　スイス・モントルー市
　　　　『1.International CAMLOG Congress 2006』にて講演
主な著書：『やさしいレーザー治療』
　　　　　『新版 やさしいレーザー治療』
　　　　　～硬・軟組織およびインプラントへの応用～
　　　　　『歯周病治療のストラテジー』（共著）　他

講義内容

・理想的なインプラントデザインとは
・外科手技のための診査・診断
・1歯から多数歯欠損のサージカルステントの作成方法
・審美的なフラップデザインから減張切開まで
・切開、剥離、縫合のコツ
・失敗しないメンブレンの使用方法
・抜歯即時埋入のテクニックと注意点
・フラップレスインプラントの危険性
・垂直、水平に骨、歯肉を作るには
・審美的な上顎前歯部インプラント治療とは
・インプラント治療におけるレーザーテクニックについて

実習内容

① 結合組織移植術
② ソケットプリザベーション
③ GBR（ブロック骨移植、他家骨移植）
④ スプリットクレスト
⑤ ソケットリフト
⑥ サイナスリフト

日程・会場

			1st	2nd	3rd
第1回コース 満席 東京	平成19年	4月22日（日）	5月13日（日）	7月22日（日）
第2回コース 東京	平成19年	9月23日（日）	10月14日（日）	12月9日（日）

■場所：東京都内研修室(日にちによって異なります。詳細はお問合せ下さい。)

定員　各コース12名限定
（定員になり次第、締め切らせていただきます）

参加費　各コース共 220,500円
（税込、3回の講義・実習・器材を含みます）

・外科用手用器材は、お使い慣れたものをお持ちいただくようになります。
・第1回コースと第2回コースは同一内容です。第1回コースで日程が合わない場合は、第2回コースへの振替参加もお受けします。

● 共　　催　　株式会社 岩瀬歯科商会　　株式会社 アイ・デンタル・インフォメーション　　株式会社アルタデント
● 申し込み　　株式会社 アイ・デンタル・インフォメーション　　TEL 03-3847-4618　　FAX 03-3847-4621
　　　　　　　株式会社 アルタデント 東京オフィス　　　　　　　TEL 03-5420-2290　　FAX 03-5420-4790

カムログインプラントセミナー　アドバンス3日コースに申込みます。　~~第1回コース~~・第2回コース（○をお付けください）

ふりがな		ふりがな	
お名前		歯科医院名	

| 診療所 勤務先 | ご住所 | TEL. （　　　）
FAX. （　　　） |

上記用紙にてお申し込みください。お申し込み受理後、受講料振込み等のご案内をさせていただきます。

皆川 仁の 究極のレーザーテクニック

[新版] やさしい レーザー治療
硬・軟組織およびインプラントへの応用

皆川 仁 著

軟組織だけではない！
インプラントにも使えるレーザーテクニックのすべて

CONTENTS

第1章 総論

第2章 歯牙に対する処置
1 歯牙にレーザーを用いるには
2 乳歯晩期残存
3 完全埋伏歯
4 嚢胞
5 歯根端切除
6 根管治療
7 歯根破折

第3章 軟組織に対する処置
1 軟組織にレーザーを用いるには
2 小帯切除
3 歯冠長延長とオベイトポンティック
4 黒毛舌
5 線維腫
6 メラニン色素
7 その他の軟組織処置
8 審美歯周治療へのレーザー応用

第4章 歯周病に対する処置
1 歯周病にレーザーを用いるには
2 歯肉炎
3 歯周炎
4 根分岐部病変

第5章 インプラントに対する処置
1 インプラントにレーザーを用いるには
2 インプラント周囲炎
3 インプラント歯肉整形
4 ジンジバルフォーマートリミング
5 トリプルエキストルージョン
6 スプリットクレスト
7 ソケットプリザベーション
8 レーザーパンチング
9 歯肉形成術
10 チタンピン除去
11 歯肉移植術
12 二次手術後の内縁上皮整形

索引
用語解説

●サイズ：A4判　●216ページ　●定価：9,975円（本体9,500円・税5%）

クインテッセンス出版株式会社
〒113-0033　東京都文京区本郷3丁目2番6号　クイントハウスビル
TEL. 03-5842-2272(営業)　FAX. 03-5800-7592　http://www.quint-j.co.jp/　e-mail mb@quint-j.co.jp

国内初、長期インプラント審美のための実践テキストブック

究極の インプラント審美

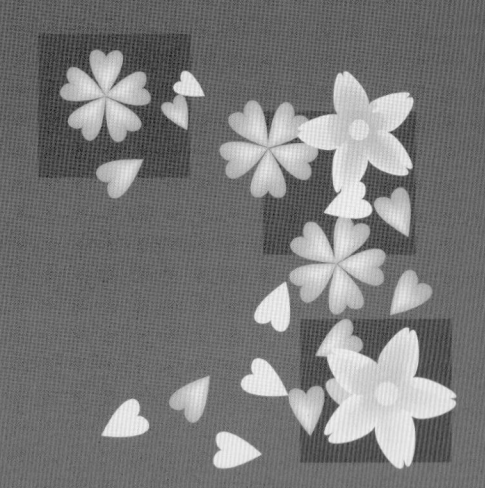

長期症例から学ぶ臨床テクニック

著 榎本紘昭

CONTENTS

1章 健全な歯列とインプラント修復
2章 インプラント外科手技の基本
3章 インプラント周囲のティッシュマネージメント
4章 審美的インプラント修復の実際
5章 究極のインプラント審美症例集
　5章1　プラットフォームスイッチングを応用したリカバリー症例
　5章2　結合組織移植によって歯間乳頭を獲得した下顎臼歯部インプラント症例
　5章3　全顎的なインプラント審美修復症例
　5章4　インプラント天然歯連結症例

●サイズ:A4判変型　●184ページ　●定価:17,850円（本体17,000円・税5%）

クインテッセンス出版株式会社
〒113-0033　東京都文京区本郷3丁目2番6号　クイントハウスビル
TEL 03-5842-2272(営業)　FAX 03-5800-7592　http://www.quint-j.co.jp/　e-mail mb@quint-j.co.jp

歯科再生療法のテクニックと科学的根拠から未来像がわかる一冊!!

再生歯科の
テクニックとサイエンス
―歯周・審美・インプラント―

◆ 吉江弘正／宮本泰和・編著

歯周組織の再生治療は，臨床応用されて25年以上の歳月が流れ，驚異的なスピードで発達している．本書においては，①「歯周組織・再生」「審美・再生」「インプラント・再生」の3部構成，②「細胞」「足場」「増殖因子」を基盤としたコンセプトの確立，③超一流の臨床家による「現在編」と，5〜10年後に具現化する「近未来編」，④「適応症」「材料・機器の選択」「テクニカルポイント」の明確化，という4つのブレイクスルーを試みている．この本を契機に，真の再生・組織工学ワールドへの第一歩を踏み出してほしい．

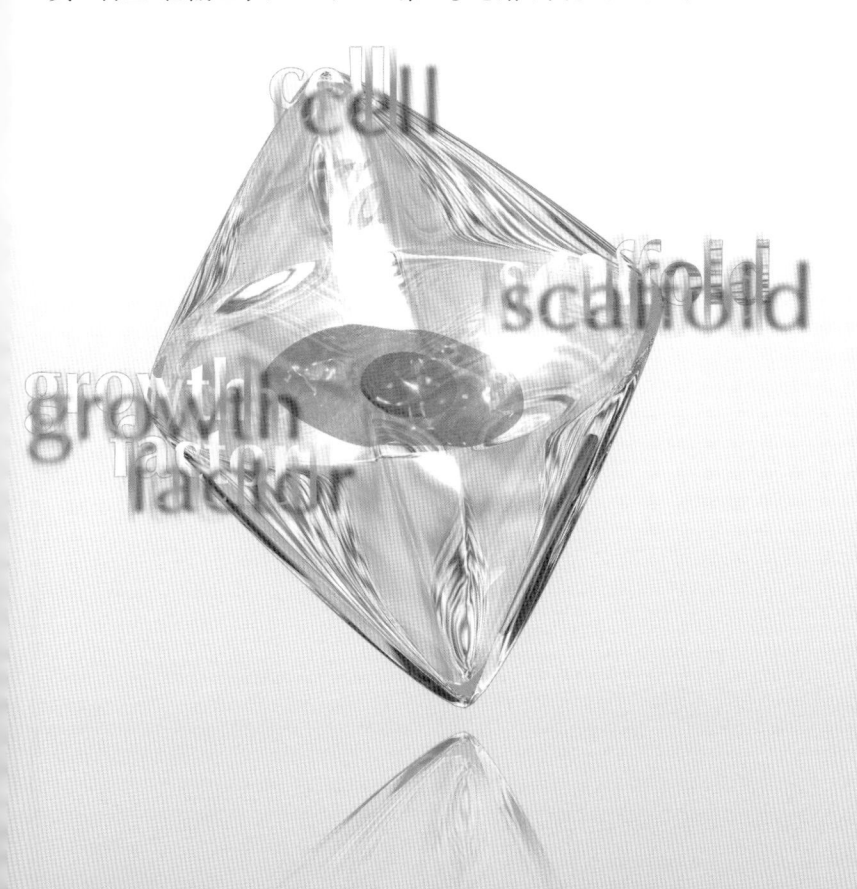

CONTENTS

guidance はじめに
組織工学と歯周再生医学の将来展望
再生療法ベーシック用語ガイド
再生医療のオーバービュー

第1編 歯周組織・再生
歯周組織・再生のコンセプト
ボーングラフト
GTR法
エナメル基質タンパク（EMD）
多血小板血漿（PRP）
塩基性線維芽細胞増殖因子（FGF-2）
培養歯根膜シート
幹細胞を応用した歯周組織再生

第2編 審美・再生
審美・再生のコンセプト
審美・再生の動向
軟組織移植による根面被覆
マイクロサージェリーによる歯周形成外科
　―根面被覆を中心に―
無細胞真皮（アロダーム®）
口腔粘膜培養シート

第3編 インプラント・再生
インプラント周囲組織・再生のコンセプト
インプラント周囲組織・再生の動向
インプラント周囲のソフトティッシュマネジメント
GBR法
歯槽骨延長
歯根膜再生型インプラント
オッセオインテグレーション・エンジニアリング
　―組織工学パラダイムからみたインプラント生物学―

第4編 appendix
再生療法製品リスト
索引

●サイズ：A4判　●224ページ　●定価：13,650円（本体13,000円・税5%）

クインテッセンス出版株式会社
〒113-0033　東京都文京区本郷3丁目2番6号　クイントハウスビル
TEL 03-5842-2272（営業）　FAX 03-5800-7582　http://www.quint-j.co.jp/　e-mail mb@quint-j.co.jp

別冊 Quintessence DENTAL Implantology　インプラントのための再生療法
オッセオインテグレイション・スタディクラブ・オブ・ジャパン
5thミーティング抄録集

2007年5月10日　第1版第1刷発行

編　　集	宮本　泰和
発 行 人	佐々木　一高
発 行 所	クインテッセンス出版株式会社
	東京都文京区本郷3丁目2番6号　〒113-0033
	クイントハウスビル　電話(03)5842-2270(大代表)
	(03)5842-2272(営業部)
	(03)5842-2276(QDI編集部直通)
	web page address　http://www.quint-j.co.jp/
印刷・製本	大日本印刷株式会社

©2007　クインテッセンス出版株式会社　　　禁無断転載・複写
Printed in Japan　　　　　　　　　　　落丁・乱丁はお取り替えします
　　　　　　　　　　　　　　　　　　　ISBN978-4-87417-956-7　C3047

定価は表紙に表示してあります